图解
一看就会

中老年**居家照护**

全图解手册

解超英 主编

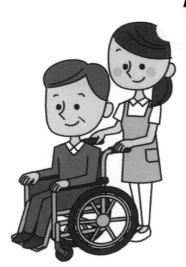

江西科学技术出版社

·南昌·

图书在版编目（CIP）数据

中老年居家照护全图解手册 / 解超英主编. -- 南昌：
江西科学技术出版社，2019.3
　ISBN 978-7-5390-6256-3

Ⅰ．①中… Ⅱ．①解… Ⅲ．①老年人－护理学－图解
Ⅳ．①R473-64

中国版本图书馆CIP数据核字(2018)第167812号

选题序号：ZK2018194
图书代码：B18125-101
责任编辑：张旭　周楚倩

中老年居家照护全图解手册

ZHONGLAONIAN JUJIA ZHAOHU QUANTUJIE SHOUCE

解超英　主编

摄影摄像	深圳市金版文化发展股份有限公司
选题策划	深圳市金版文化发展股份有限公司
封面设计	深圳市金版文化发展股份有限公司
出　　版	江西科学技术出版社
社　　址	南昌市蓼洲街2号附1号
	邮编：330009　电话：（0791）86623491　86639342（传真）
发　　行	全国新华书店
印　　刷	深圳市雅佳图印刷有限公司
开　　本	720mm×1020mm　1/16
字　　数	180 千字
印　　张	12
版　　次	2019年3月第1版　2019年3月第1次印刷
书　　号	ISBN 978-7-5390-6256-3
定　　价	39.80元

赣版权登字：-03-2018-259

序 言
Preface

居家养老是我国绝大多数老年人主要的养老方式，在未来的养老服务体系结构中，居家养老仍然要发挥基础作用。

据有关资料统计，中国已进入老龄化社会，2015年中国总人口数量超13.6亿人，其中65周岁以上老龄人口达到1.4亿，占总人口的10.3%。随着当前社会老龄化的日益加剧，老年人口正在不断增加，居家养老、居家护理成为老年人越来越迫切的需要。同时，照顾老年人，特别是失能老年人逐渐成为家人难以承受的日益增加的生活负担。所以，掌握居家养老的知识技能也是家人和照护人的需要。

本书结合国内外老年人照护知识，运用通俗易懂的语言，以图文并茂的形式，介绍了老年人心理健康、居家养老的环境设计、老年人的健康管理、老年人的饮食营养、如何为老年人提供安全专业的护理照顾和老年人的康复保健等方面的内容，为读者提供养老护理的新途径、新方法。

加强养老教育是一项宏大的工程，包括确立意识、转变观念的思想层面的教育，社会养老机制的建立与养老机构的建设，养老服务队伍的建设和服务人员的培养，老年人自身及照护人的教育等诸多方面。通过倡导和推进"积极老龄化"，最大限度地使老年人保持开朗乐观、情绪稳定、善于调适，以提高老年期生活质量。期望广大读者能够按照科学的方法，从老年人的身心变化及老年人的健康行为等方面，更多地了解老年人的身心特点，减少老年人生活中的不利因素，促进老年人保持积极健康的生活状态。

本书在撰写过程中参考了众多专家学者的宝贵经验，在此一并致以衷心的感谢！由于编写时间紧，编写体例创新，我们虽已尽力，但仍难免有不妥之处，诚恳希望广大读者能不吝提出建议与指导。

目 录
Contents

{ 第 *1* 章 }
居家照护的基础知识

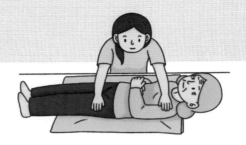

{第 *2* 章}
移动的照护

{第 **3** 章}
清洁的照护

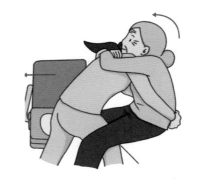

{ 第 **4** 章 }

如厕的照护

{ 第 **5** 章 }

饮食的照护

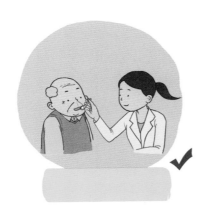

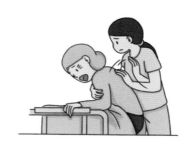

{ 第 **6** 章 }

照护过程中的健康管理

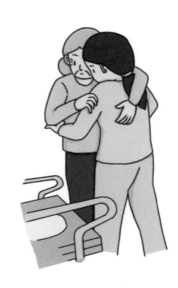

{ 第 *1* 章 }

居家照护的基础知识

本章主要介绍照护的要点、居家环境改造、注意事项、针对接受照护的年长者身心状态、照护保险制度以及照护用品等做基本说明。

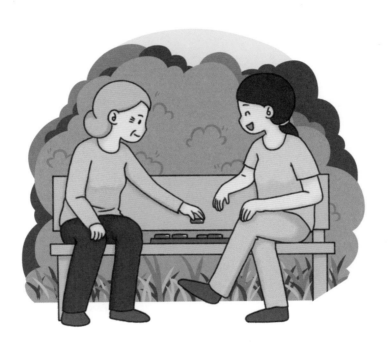

01 家人生病时，科学照护才安心

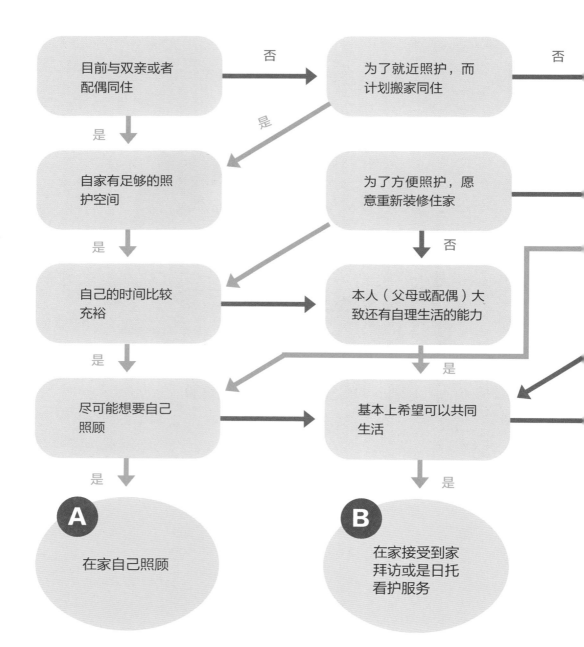

目前与双亲或者配偶同住 —否→ 为了就近照护，而计划搬家同住 —否→

↓是

自家有足够的照护空间 为了方便照护，愿意重新装修住家 —否→

↓是

自己的时间比较充裕 → 本人（父母或配偶）大致还有自理生活的能力

↓是

尽可能想要自己照顾 → 基本上希望可以共同生活

↓是   ↓是

A 在家自己照顾

B 在家接受到家拜访或是日托看护服务

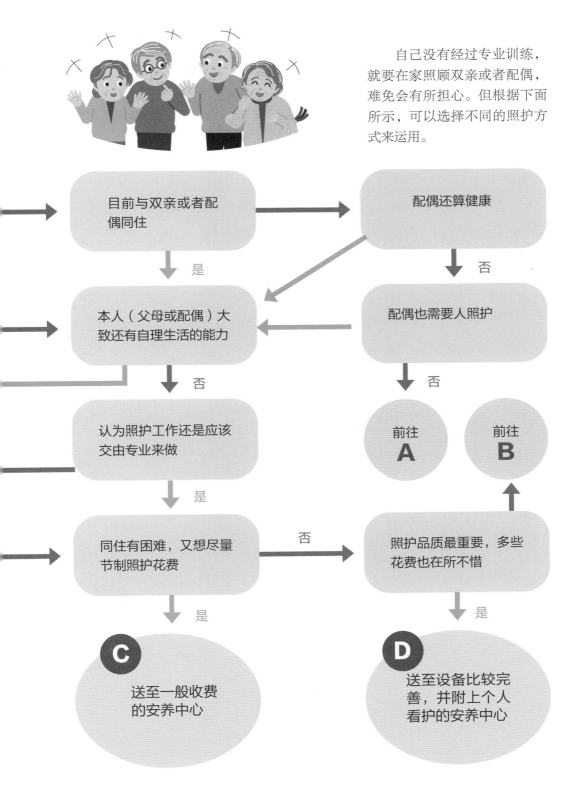

自己没有经过专业训练，就要在家照顾双亲或者配偶，难免会有所担心。但根据下面所示，可以选择不同的照护方式来运用。

目前与双亲或者配偶同住

配偶还算健康

是

否

本人（父母或配偶）大致还有自理生活的能力

配偶也需要人照护

否

否

认为照护工作还是应该交由专业来做

前往 A

前往 B

是

同住有困难，又想尽量节制照护花费

否

照护品质最重要，多些花费也在所不惜

是

是

C

送至一般收费的安养中心

D

送至设备比较完善，并附上个人看护的安养中心

02 开始照护前，必知的6个要点

照顾技巧包括了生活的所有方面，想要全部记住不是那么容易。下面总结6大重点，只要把握这6点，照顾自然变得轻松。

1.理解对方的心情感受

对于即将开始接受照护之前，年长者会感到特别不安。即便照护者就是自己家人，他还是不免担心，"我会不会被弄痛，身体不听使唤怎么办"，照护者要理解这样的心情，消除年长者的疑虑不安。

◎ "怕痛" 的心情

年长者从床上起身时，如果曾经受到过硬拉而感到疼痛，会让对方心生畏惧，下次再遇到同样的状况，就会本能的认为"又会被弄痛"而心生抗拒，造成照护上的困难。

◎ "恐惧" 的心情

体力衰退之后，站立、行走、坐卧等日常活动也会随之变得吃力。即使是再简单不过的动作，都会让年长者产生恐惧，照护者要先有这样的认知才行。

◎ "动不了" 的无能为力

随着肉体的老化，年长者的关节活动也变得迟缓。他们对身体不听使唤也感到很无奈。作为照护者一定要懂得体谅，对方即便无法按照自己的意思行动，也要心平气和地接受这个事实。

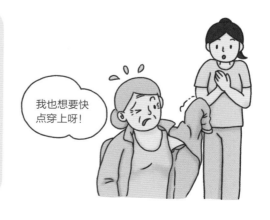

我也想要快点穿上呀！

2. 分清楚做得到与做不到的事情

随着照护的需求程度日渐增多，平常的照护频率也会增多。然而，凡事都由照护者替代，这样会使得年长者失去自理能力养成依赖，身体机能也会加速退化。所以，照护者必须留意观察年长者的表现，只在他们真的没办法做到的时候才动手协助。

◎观察行动

从起床到开始睡觉，平常生活中充满不一样的动作，这些动作需要照护协助的程度也会有不同。作为照护者必须懂得深入观察，分辨年长者做得到与做不到的事情。

◎留意行为习惯

仔细观察年长者的动作，就会发现"左腿行动不便，所以导致身体歪斜""走路时脚抬不起来"等个人特有的习性，只要留意其姿势和动作习惯，就能够正确引导。

◎做得到的事要他自己做

看到年长者行动有困难，就容易凡事都出手相助。但是，尽管他本人动作迟缓，只要做得到，就要尽量让他亲自完成，这才能够让他保持行为能力。深深吸一口气，耐心守护，让他自己慢慢完成吧！

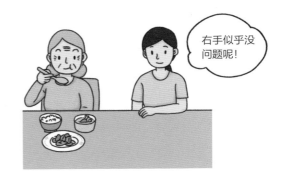

◎真的做不到才出手协助

无论年长者用多长时间也做不到的动作，才可出手相助。作为照护者，要充分意识到年长者"会痛""恐惧""动不了"的难处，不加重年长者所谓的负担。

3.清楚说明，征询对方的配合

进行动作的照护时，如果无视对方的意向，只管自己机械化的操作，肯定是无法将照护做好的。要在采取行动前，请先向对方说明接下来要进行的内容，这样可以让人有心理的准备，才会容易取得配合，也有助于防止意外发生。

◎第一步：接下来要怎样做

采取动作前，一定要先出声提示，清楚说明接下来要做什么。默不作声地任意搬动对方身体，会令人感到不快。

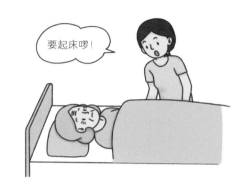

> 要起床啰！

◎第二步：说明为何要这样做

比如，同样是从床上起身，接下来是要在床上用餐，还是移动到其他地方，起身的动作会有不同。照护者应该在受照护者起身前，就先清楚说明动作的目的和内容。

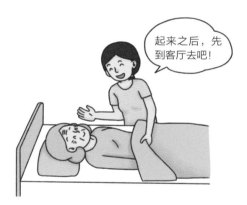

> 起来之后，先到客厅去吧！

◎第三步：告诉对方，你想要他怎样做

照护者与受照护者有共同的动作目的时，照护才可能顺利进行。要把意识放在活动的方向，让受照护者配合你来移动身体重心，就不必花费多余的力气。

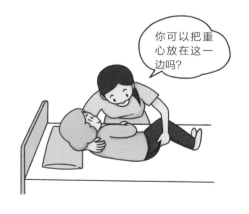

> 你可以把重心放在这一边吗？

4. 不厌其烦地出声提示

出声提示是照护的开始，也是协助动作顺利进行的催化剂。出声提示不仅能传达接下来的动作内容，还能联系每一个动作的重点，让年长者自然、安心地把身体交给你来调整。

◎ 用简单易懂的话说明

需要让年长者从椅子上站起来的时候，假如只是说"请、站起来"，会让人觉得很冷淡，这样难以让对方积极配合的意愿。

> 传达接下来的具体行动目的，对方也会知道该如何配合你进行。

◎ 语气亲和，不慌不忙

用温和有礼的口气出声提示，只是最基本的态度。虽说把"请、谢谢、对不起"常挂在嘴边上，但是肢体语言和态度也有可能令人感到压力大。

> 用"我们来XX吧！""你要不要帮我把XX一下！"的温和口吻和声调请求对方，容易得到对方配合的意愿。

◎ 除了出声提示动作的方向，还有其他辅助方法

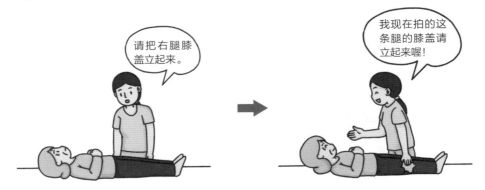

请把右腿膝盖立起来。

我现在拍的这条腿的膝盖请立起来喔！

若只是用嘴巴说明方向，年长者有时仍然分不清。

> 用手轻拍该部位加以提示，对方就很清楚要动哪一条腿了。

5.温柔对待身体

先出声提示对方之后，再以温柔的动作引导，这是照护的基本要求。但是对肢体僵硬、皮肤脆弱而敏感的年长者来说，肢体的接触大有学问，照护原则是尽量不让对方感到疼痛。

◎不要直接从上方抓握

直接从上方抓握年长者手脚，对照护者来说是最便捷省事的做法，这是照护的忌讳。突然被人抓住，必定会紧张而僵硬，因此会容易感到疼痛。

由下而上撑起对方的手脚时，请对照下图所示：摊开手掌、张开五指，由下往上加以支撑，感觉就好像是用自己的手掌托住年长者的手或脚。

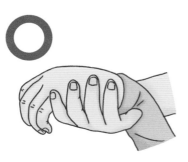

◎用两手支撑

照护者用单手抬起对方的手脚，不仅自己费力，施加的力量都集中在一点上，有时会弄痛对方。

需要抬起对方的手时，请对比下图所示：双手同时扶着年长者的手腕和手肘。同样的，如果需要抬起对方的腿时，则应该同时扶着对方的脚踝和膝盖。

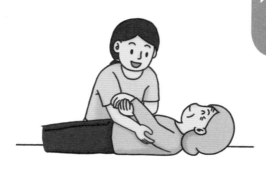

6. 对双方身体都无负担的照顾

要掌握照护的动作要领，特别是体位交换等诀窍，需要经验的积累。在学会之前，照护者的身体需要承受很大的负担。如果勉强进行，很有可能就会伤到自己。不勉强、不依赖蛮力，才是对照护者和受照护者双方都比较理想化的照护。

◎姿势要平稳

当双方的体格差异比较大时，难免需要一定程度上的使劲。假如用不适当的姿势勉强去做，照护者的身体负担会很大。因此，请至少采取平稳的姿势。

◎不用过力，行动从容

需要出力时，一股脑地使尽全力，有可能伤到对方，也有可能伤到自己。不要心急，一点一点慢慢施加力量。

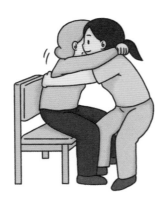 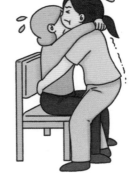

◎充实工具和设备

照护是消耗体力的劳动，假如每样都自己出力，身体会吃不消。为年长者交换身体位置时，借助移位腰带，或是设置握把、安全扶手等，都是可以弹性运用的好帮手。

◎勇敢向人求助

乘坐轮椅外出时，难免要上下楼梯，这时千万不要由于害羞不向周围的人求助。过度自信，凡事仅凭借自己一己之力是十分危险的。

03 了解年长者的身体和心理特征

上了年纪的身体变化，不只是外表所见这么简单；一年年老化，会增添年长者的不安。

1. 长者的心理特征

人的心理会随着年纪渐增而出现变化，上年纪以后，生活作息因为退休而变得不规律，又逐渐失去社会功能，孩子各自独立，只剩下夫妻两人，甚至是一个人独居……诸如此类，都让年长者因为环境的种种变化，造成他们特有的性格改变与心理不安。

◎不安

身处在肉体衰退与环境一再变化，难免感到惶恐不安，莫名其妙的焦躁、忧郁、多疑、自我为中心等，都可以视为内心不安的表现。也就是说，他们其实是以此想倾诉自己的心情。

◎距离感

社会功能减少、行动范围受限，都会让年长者感到日渐与社会、家庭疏远。长此以往下去会演变成重大问题，甚至是患上忧郁症，所以说家人平日要多多关照长辈的心情。

◎无力感

衰老造成体力衰退、疾病缠身，想要克服却无能为力，甚至会让老人丧失生活下去的勇气。特别是在生病时容易失去希望，变得被动依赖、毫无生气。

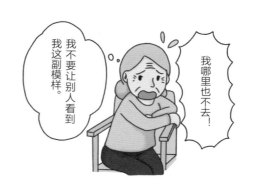

我不要让别人看到我这副模样

我哪里也不去！

◎洞察力更胜于记忆力

人上了年纪虽然记不住新的事物，可是理解力和洞察力却优于年轻的时候。只要愿意多花点时间，一样可以维持学习能力。

挑战新的学习和工作，参与集体活动等，都可以让老人家发现新的生命意义。所以身边的人应该多给予鼓励和协助。

◎忧郁症与失智症

高龄者的忧郁症会与失智症混淆。失智症除了记忆障碍之外，还会有情绪低落、注意力降低、凡事不感兴趣、坐立难安等忧郁症的典型表现。

此外，忧郁症和失智症还有可能同时发病。因此，一旦察觉到年长者身心失调，务必要尽快前往医院接受治疗。

◎高龄者的忧郁症

高龄者患忧郁症的比率正在逐年增加，主要起因是身体衰老和环境变化、社会功能丧失等。年长者的忧郁症，跟一般的忧郁症表现不一定相同，常见的症状表现如下：

①耳鸣、眩晕、手脚麻痹等自律神经失调症状。

②头痛、腰痛、胃的不适感等原因不明的症状。

此外，医生检查找不出不正常之处，却还是过度担心自己的健康，这也是最为常见的一种表现特征。

需要注意的是，这些症状经常会被认为"反正年纪大了就是这样"，于是放着不处理，或者是医生未引起重视，病情也随之日渐加重。

◎照护者如何避免照护忧郁

照护者在照护年长者的过程中，会不断积累疲劳，演变成照护忧郁。平常家人应多帮助分担照护工作，以便充分缓解压抑情绪。

2. 长者的身体特征

　　上了年纪的老化现象，会以各种方式表现在身体的各个部位，除了皮肤的皱纹，斑点增多，或是弯腰驼背这些肉眼直接可见的外在变化之外，不可见的内在变化也同时进行当中。充分了解年长者的身体变化，是提高照护质量的第一步，下面这些基本特征请牢记。

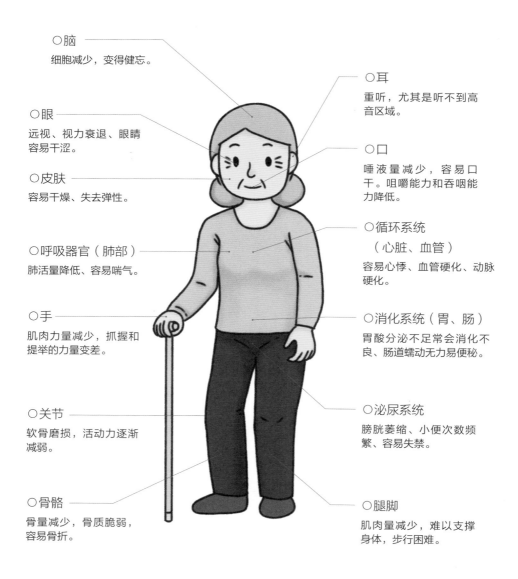

○脑
细胞减少，变得健忘。

○眼
远视、视力衰退、眼睛容易干涩。

○皮肤
容易干燥、失去弹性。

○呼吸器官（肺部）
肺活量降低、容易喘气。

○手
肌肉力量减少，抓握和提举的力量变差。

○关节
软骨磨损，活动力逐渐减弱。

○骨骼
骨量减少，骨质脆弱，容易骨折。

○耳
重听，尤其是听不到高音区域。

○口
唾液量减少，容易口干。咀嚼能力和吞咽能力降低。

○循环系统
（心脏、血管）
容易心悸、血管硬化、动脉硬化。

○消化系统（胃、肠）
胃酸分泌不足常会消化不良、肠道蠕动无力易便秘。

○泌尿系统
膀胱萎缩、小便次数频繁、容易失禁。

○腿脚
肌肉量减少，难以支撑身体，步行困难。

◎ 上年纪的衰老原则

◎脑细胞、骨质、肌肉等减少

以脑细胞的减少最具代表性，也是导致健忘的原因。骨量同样随着年纪大而减少，特别是由于女性荷尔蒙分泌减退，容易患上骨质疏松症；肌肉量减少则造成腰腿无力，容易绊倒跌跤。

◎血管、韧带、皮肤等变硬

以血管的硬化为代表，容易发生动脉硬化，特别是脑血管障碍等。韧带也容易僵硬，导致关节的活动范围狭窄，也可以说是肢体活动不再灵活自如。而皮肤也因为水分减少，容易干燥硬化。

◎矿物质失衡

以体内矿物质的失衡为代表，因此容易脱水、中暑；荷尔蒙的分泌则导致自律神经机能失调。特别是女性即将闭经，女性荷尔蒙分泌减少，常会引起更年期障碍等症状。

◎ 年长者的疾病特征

　　年长者的疾病特征，即多重障碍一起，而不是单一患上某种疾病。由于上了年纪的缘故，身体功能全面衰退，往往多种疾病同时缠身。所以，不可执着在单一症状的处理，头痛医治头，脚痛医治脚，一定要明确整体的变化。

　　此外，年长者的恢复能力比较差，有些病可能久治不愈，以无法根治的慢性病居多，也是一大特征。即便患上同一种疾病，体力和症状表现也因为个人的条件不同而出现很大的差异。这样的差异性在年轻人身上并不明显，这也是年长者的另外一种特征。

　　年长者养成的人生观以及受生活环境的影响，造就形形色色不同的人，因此，照护也要因人而异。

　　年长者疾病的另外一个特征是容易出现失智、跌倒、失禁等鲜少发生在年轻人身上的症状。而为了治疗多种疾病，同时服不同药物，这些药物加在一起可能造成意想不到的副作用，成为年长者疾病的一大风险。

04 居家环境的改造

采光不好的房间会显得昏暗、晦涩，让人感觉沉闷和压抑。对于卧床病人来说，良好的居家环境也是很重要的。

1. 居家环境的改造

卧床的受照护者因受疾病折磨，长期在室内不能外出，往往情绪不佳，更加要注意受照护者卧室的采光。

○浅色系的地板、家具、床单和被褥有反光感，会让室内更明亮。
○窗户不大的室内，移开窗台周围的家具，避免杂物或花草占据窗台。
○室外光线不太强烈的时候尽可能拉开窗帘，迎接更多的阳光。
○晚上室内灯光要柔和、不刺眼。

2. 适宜的温度与湿度

在注意室内温度调节的同时，还应该注意室内的湿度。

○夏天室内湿度过大时，会抑制人体散热，使人感到十分闷热、烦躁。
○冬天室内湿度大时，则会使人觉得阴冷、抑郁。
○室内湿度过低时，因上呼吸道黏膜的水分大量散失，会使人口干舌燥，甚至咽喉肿痛、声音嘶哑、鼻出血，并易患感冒。

最宜人的室内温、湿度：

○冬天温度为18~25℃，湿度为30%~80%。
○夏天温度为23~28℃，湿度为30%~60%。

夏季温度过高时可用电扇、空调降温，但是不可以将电风扇或空调对着受照护者直吹，以免着凉。湿度较低时，可以使用加湿器，或者在角落放置水盆用以增加湿度。

3.经常通风换气

室内经常通风换气，能够使得空气保持新鲜，有利于身体健康。

○夏季若使用空调，要经常打开门窗换气，使室内空气充分流通、更新。

○冬季短时间轮流开窗通风，应避免冷风直接吹到受照护者。

○不要在卧室摆放有浓烈香味的鲜花或空气清新剂，在受照护者卧室内陪伴或探望的亲友禁止吸烟。

○靠近马路的住户，在白天车流量较大时尽可能少开窗。

○即便是连续雾霾天，开窗通风也是必要的。此时，最好选在中午开窗，早晚雾霾浓度较高时则应避免开窗。有条件的可使用带有微粒过滤功能的通风窗或室内空气净化器。为防止过滤网成为污染源，过滤网也需要及时更换，通常2~3个月更换一次。

4.选择舒适的床铺

舒适的床铺对于卧床的受照护者尤其重要。

○床铺应靠墙，并与墙壁留出一定空隙，以免灰尘和食物碎屑在床缝堆积不易清扫。

○床铺高度以等高或略高于受照护者膝盖1~2厘米为宜。

○宽度1.2~1.5米的床较为适宜，方便照护者为受照护者翻身及清理床铺。

○可以用硬木板床垫上两层床褥或较硬的弹簧床搭配床褥。不宜选择过于松软的弹性床垫和海绵垫，以免不易翻身。

○因体弱无力、肢体残缺或意识丧失无法自主调节体位的，可以选择防褥疮气床垫。

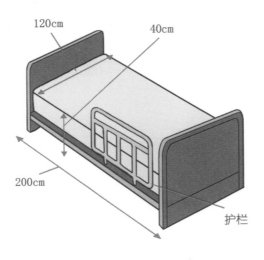

5. 与普通床相比，专业护理床更方便

　　病床也可称为医疗床、护理床等，按功能可分为电动病床和手动病床。病床的床面为网状结构，比普通床铺透气性更好。床的上段可以升起，坐起后可配合餐桌用餐。经常让受照护者坐起，可防止组织紧缩，减少水肿现象，有助于活动能力的恢复。

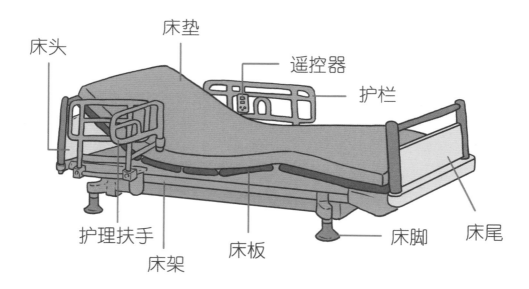

床头　床垫　遥控器　护栏　护理扶手　床架　床板　床脚　床尾

6. 被褥床单要柔软，且应经常清洗

枕头：受照护者长时间卧床，枕头一定要高矮适度。过高的枕头会造成颈椎前倾，破坏颈椎正常的生理弯曲角度，压迫神经及椎动脉，引起颈部酸痛、头痛、头晕、耳鸣及失眠等症状，并容易发生骨质增生。枕头太低易引起供血不足，导致鼻塞、头晕。枕芯的硬度要适中，柔软且透气，荞麦皮、谷糠都是较好的选择，但要注意晾晒；慢回弹材料的枕芯能吸收、分散压力，保护颈部。

被子：要根据季节选择被子，冬季最好用轻、软且保暖性好的羽绒被，太沉重的棉被会使体质虚弱的受照护者感到不适，也不利于翻身。

床单/被罩：应该选择细密、平整、光滑、柔软的纯棉制品。床单要足够大，四面能掖到床垫下不易滑脱，以免床单褶皱引起褥疮。

7. 日常用品放在床旁，方便取用

床边应有床头柜和置物柜，把日常护理用品和受照护者衣物分类放置。床头柜最顶层放受照护者常用药，最好用整理盒或药箱分门别类归纳。

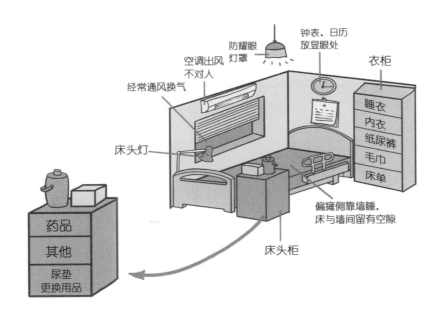

8. 减少障碍物，加装安全扶手和防滑垫

长时间卧床的受照护者由于视力下降、肌力下降或原发病的限制，若起床活动很容易摔倒，因此，需要对家庭环境做必要的改造，方便受照护者的生活。经常用的物品应该放置于容易拿到的地方，不适宜放得太高或者太低。

○在家中易滑倒的地方安置防跌倒装置，如便池、浴室、床边、座椅、楼梯等处。可以安装扶手、铺设防滑地垫或地毯，扶手颜色应较明显，最好与墙壁形成鲜明的对比。

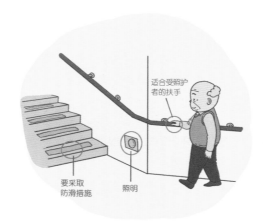

家庭装修材料要选择环保、无毒产品。

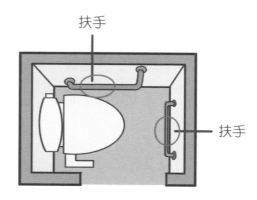

○减少地面堆积物和障碍物，消除门槛等高度差和不平整处。

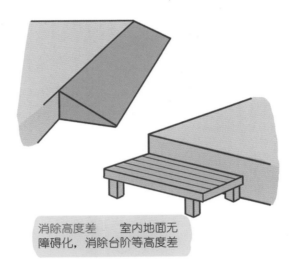

消除高度差　　室内地面无
障碍化，消除台阶等高度差

○选择底部有防滑颗粒的浴缸，并在浴缸前铺防滑垫，以保障出浴时不会因为脚下过滑而摔倒。

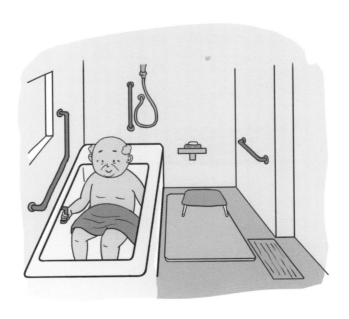

05 照护病患的注意事项

照护过程中不要默不作声

出声提示可以让照顾者与受照顾者之间沟通顺畅，给予双方良好的鼓舞。照顾者如果已经为了应付，累到连出声提示的力气也没有，那么万一遇到重大状况，恐怕也没有办法做出正确反映。所以说，进行照护动作时，不管在何种情况下，都必定要出声提示才可以。

不可紧贴着对方的脸或身体说话

出声提示有两大基本要求：一是要两人视线高度齐平；二是要专注看着对方的脸。除此之外，保持适当的距离也很重要。至于适当的距离是多远，就要看每一位年长者的性格和心理状态来决定。出声提示的时候，千万不要忽略了以上要领。

3 控制说话的音量大小、音调高低、语速快慢

人一旦上年纪，听力多少会减退，你也许认为自己已经把要点解释得很清楚，但是年长者听起来，你就像一个人在自言自语，口齿不清。你如果感觉对方听不懂你说话，可能要检讨自己说话的音量、速度和声调的高低，看看自己的说话方式是否需要改进。

▶4 避免过度的肌肤接触

　　肌肤的接触如果没有把握好尺度，可能会造成反效果。特别是对方为异性的时候，或许会让人感到不舒服或紧张不安，甚至演变成性骚扰。

　　照护者如果不顾及对方的个性和状况，一厢情愿地过度表现亲密，很可能损害双方的信赖关系，所以绝对要慎重。

▶5 不要把老人当小孩子对待

　　尽管身体不听使唤，必须依赖他人照顾协助，但是不要忘记，年长者仍然应该保持有独立的自我、得到基本的尊重。身为晚辈的你，用对小孩的口吻和他说话，年长者作何感想？只怕会生气懊恼，不愿意与你积极配合。

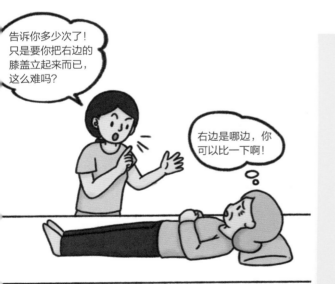

告诉你多少次了！只是要你把右边的膝盖立起来而已，这么难吗？

右边是哪边，你可以比一下啊！

▶6 不厌其烦地解说，直到病患理解为止

　　接受照护的人，对于照护自己的人多少会有几分畏惧，与年长者沟通时，同一件事一再反复说明，直到了解为止，是不可违背的原则。当对方没有办法配合你的意思行动时，请先缓一口气，然后再次轻声细语地向对方说明吧！

▶7

先出声提示，再采取行动

出声提示并不是照护者单方面的事，对方如果无法理解你的意思、回应你的要求，就无法顺利完成照护的目的。没有获得对方的回应，你的提示也就只是单方面的命令或信号而已。千万不要忘了，照护不是单向的工作，它需要双方的同心协力才能够完成。

▶8

耐心倾听，不打断对方说话

上了年纪以后，不少人说话的速度已经赶不上思考的速度。照护者如果不能同理对方想要表达的努力，一再打断他们说话，这会让他们退缩，对自我表达变得消极。因此，照护者要保持内心的从容，耐心倾听对方慢慢把话说完，然后再做出适当回应。

▶9

不以自己的方便为先

照护他人，是一件付出大量精力和时间的事情。在照护期间，需要优先考虑被照护者的需求，时刻关注对方的反应。受照护的老人饿了，反应不正常了，都需要及时作出回应，拿出解决的措施。此时，需要在尽可能的情况下，以被照护者的反应为优先级。

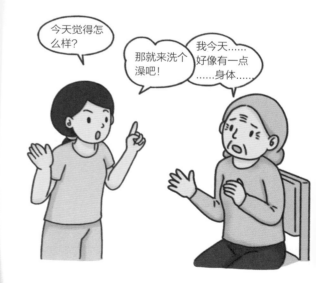

10

学会配合对方的步调

每一位被照护者的生理和心理状态都不一样，因而需要采取不同的应对措施。最好的办法就是，先去了解和观察对方活动的步调和节奏，相应调整自己的语言、动作快慢，与被照护者保持一致，让对方感到舒适和自然。

11

不要只专注自己手边的工作

照护的日常工作琐碎而又繁重，照护者往往忙碌不停，工作不断。卧床已久的人看到忙碌的照护者，常常自己忍耐，也不愿打扰和麻烦别人。如果专注于自己当下的工作，忽略了被照护者的需求，可能会造成老人家很大的痛苦。

12

视线不可以离开被照护者

有些有活动能力的被照护者，其实身体极其脆弱，随时会出现意外。比如在行走、坐立、吃饭、如厕过程中，他们都有可能突然失去活动能力而摔倒、咳呛。此时，需要集中注意力，不能离开被照护者，视线也不能离开，以免发生意外。

13

避免可能干扰照护的穿着打扮

照护工作需要各种肢体接触和体力活动，照护者应该尽量穿着款式简单实用、容易清洗的服装，妆容简单大方，以免造成对照护工作产生不必要的障碍。

06 照护用品的种类及挑选

当生命步入老年，身体的各项功能也逐渐退化，体力、听力、视力、协调性、反应速度变差，假如不幸患上疾病情况则会更糟糕。所以，要为受照护者准备方便其日常生活的各种用品。

◎床上餐桌

对于卧床的受照护者可帮助其坐在床上使用床上餐桌进餐，也可以由照护者协助喂饭。

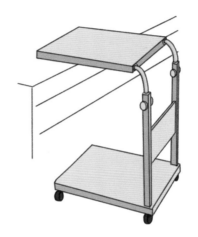

◎带吸盘的碗

底座设有吸盘，可以将碗牢牢地吸在桌面上，便于老年人进食。

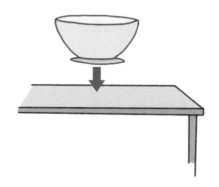

◎汤匙

可用汤匙或叉子替代筷子，选择把柄容易握住的餐具。

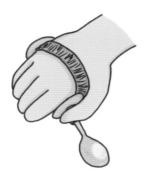

◎带放大镜的指甲剪

老年人视力下降，带放大镜的指甲剪帮助他们顺利地完成指甲的修剪。

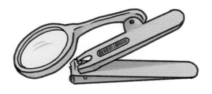

◎淋浴椅

便于不能站立的患者进行淋浴。

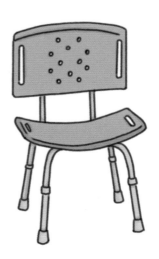

◎充气式洗头盆

    洗头护理用具,适合卧床的受照护者、行动不便的受照护者以及瘫痪不能自理的受照护者。

◎仰卧洗头盆

    适合行动不便的受照护者,可以躺着洗头发。

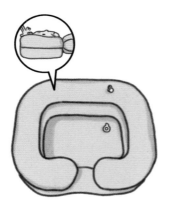

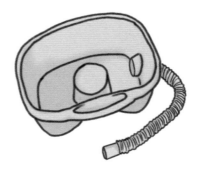

◎移动坐便椅

    年长者排便宜取坐位,此器具便于卧床的受照护者进行排便。

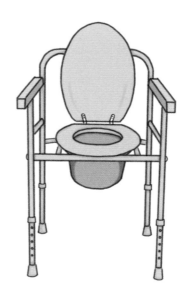

◎多脚拐杖

　　帮助腿脚不利索或身体平衡能力下降的受照护者外出行走。

◎助行器

　　通过器械的支撑，帮助腿脚不方便的受照护者行走。

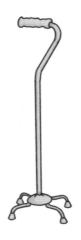

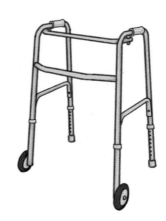

◎尿壶

　　便于卧床的受照护者排尿。

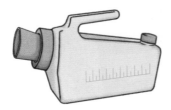

男士

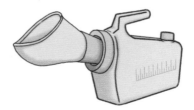

女士

◎手动轮椅

手动轮椅是下肢行动不便的受照护者的重要代步工具，相对于电动轮椅，手动轮椅价格更加优惠，更加适合普通经济水平的家庭。

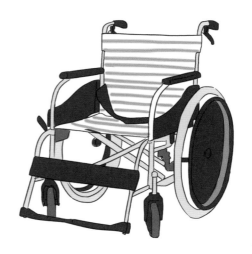

◎电动轮椅

电动轮椅已成为行动不便的受照护者、残疾人士不可缺少的代步工具，适用的对象十分广泛，只要使用者意识清楚，认知能力正常，使用电动轮椅就是一个不错的选择。

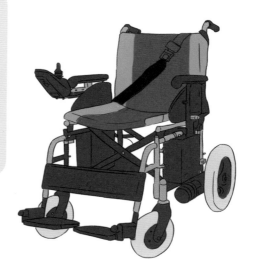

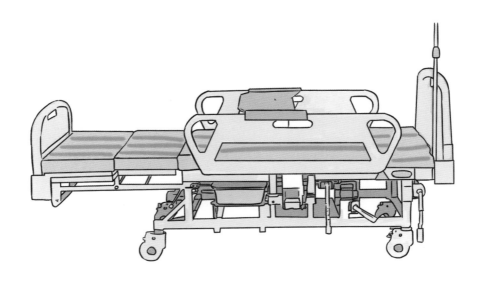

◎ 多功能护理床

多功能护理床不仅能提升护理质量，还能改善患者生活水平，解决很多护理问题。

①左右翻身功能：解除局部压迫，是预防褥疮的有效手段。一般来说，卧床的受照护者每1~2小时翻身一次，若出现皮肤发红，则应该每半个小时翻身一次。

②起背功能：对于长时间卧床的受照护者来说，需经常起背，长时间卧床的受照护者会使整个身体的重量都压在背上。

③手摇抬腿功能：促进腿部的血液循环，能够减少肌肉萎缩、水肿等，有利于肢体功能的恢复。

④手摇落脚功能：舒展腿部，保持身体原有机能，增加卧床受照护者的舒适度，促进血液循环。

⑤坐便功能：解决大小便问题，不易弄脏被褥，卧床的受照护者使用更加方便舒适。

⑥其他：除此之外，还有洗头发、就餐功能。

{ 第 2 章 }

移动的照护

　　照护是相当需要体力的工作，即使有经验的专业人员难免腰酸背痛。本章要教你"怎样不使用蛮力就能够平稳操作"的移动照护基本技巧。

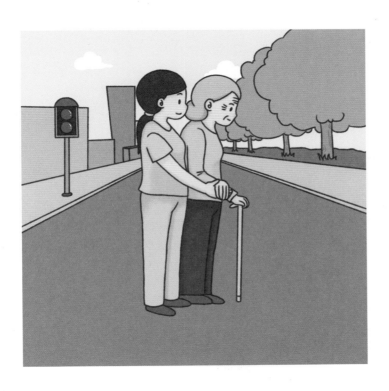

01 移动过程中的科学原则

长期卧床的患者一旦肌力衰退，就很难恢复，因此在可能的范围内需要尽量行走。

1.张开双脚，降低重心

人体力学是指人体的姿势及活动时骨骼、关节、肌肉等的力学作用关系。照护者在进行移动、体位交换等动作时，假如知道把握人体力学的特征，就可减少自身的体力消耗，使得照护更加安全且有效果。

◎尽量扩大支撑的底面积

支撑的底面积，是指做任何支撑时，位于基底部的面积。例如说，同样是站立，将双脚打开，就比双脚并拢站得更稳当；同样是把双脚打开站立，一只脚在前一只脚在后，又会比双脚平行站立更加稳定。

○双脚并拢站立
（底面积小）

两脚之间所占据的空间就是指支撑的底面积。两脚之间距离小，底面积也小，所以身体重心也不稳定。

○双脚打开
（底面积变大）

双脚打开，支撑的底面积也随之变大，身体重心相对变得稳定。

○拐杖支撑
（底面积小）

拐杖支撑在身体前方，支撑的底面积又变得更大了。

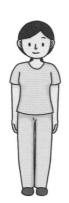
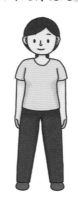
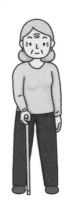

扩大支撑的基底面积，不仅可稳定照护者的身体重心，还可在预防年长者跌倒等问题上起到保护的作用。

◎腰部放低，稳定身体下半部分

在站立时，人体的重心大概的位置在腰部。腰部放低，重心也会相对稳定。双脚打开，可以加大支撑的底面积；再放低腰部，重心又更平稳，双重加强照护的安全性。

○简单的直立状态（重心高）

由于重心偏高，从侧面推，身体容易晃动。
{重心高、支撑底面积小，所以说重心不稳定。}

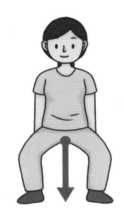

○双脚打开放低站立（重心低）

支撑底面积变大，且重心放低，从侧面推也不易摇晃。
{重心低、支撑底面积大，所以说重心稳定。}

◎支撑底面积与重心的关系

在进行某些动作时，缩小身体的支撑底面积，可便于活动，让照护变得容易。比如，从椅子上站起来的时候，脚稍稍向后收，这样可缩小支撑底面积，身体就会容易站起来。

○就坐时脚向前伸（加大支撑底面积）

双脚向前伸，就可加大支撑底面积，有助平稳坐姿，但不利站起身。

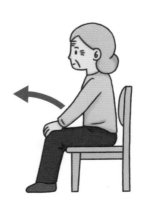

○就坐时脚向后收（缩小支撑底面积）

双脚向后收，缩小了支撑底面积，不利稳定坐姿，但方便站起身。

2. 利用力矩，事半功倍

◎ 尽可能远离支点就可轻松省力

　　力矩就是指作用力促使物体绕着转轴或支点转动的趋向。身边时常可见的生活例子，比如"杠杆原理"。

　　支撑杆的支点与施加压力的施力点，两者假如距离短，那就要耗费较大的力气才能够把物体举起来；相反的，两者假如距离长，只要稍微用力就可以把物体举起。

　　把杠杆原理应用在照护动作上，可以减轻身体负担。

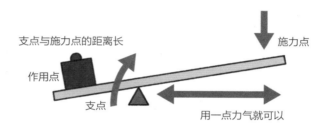

支点与施力点的距离长　　　　　　　　　　　　　施力点

作用点

支点

用一点力气就可以

翻身照护时

○膝盖压低（力矩大）

膝盖不够高时，支点与施力之间的距离变短，需要用力将身体往前拉起。
年长者的膝盖是施力点，与地面接触的部位是支点。

○膝盖抬高（力矩小）

协助翻身时，将膝盖抬高，可以拉长支点与施力点的距离，不必浪费力将身体往前拉起。

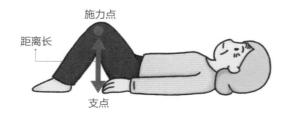

施力点

距离长

支点

当抬起重物时，物体距离身体越远，力矩越长，身体所承受的负担越大。把物体贴近身体，力矩变短，就可以轻松抬起。

抬起重物时

○重物远离身体

物体与身体的距离远时，力矩大，所需要消耗比较大力气举起。

○重物靠近身体

重物靠近身体时，力矩变小，所需消耗的力气就变小。

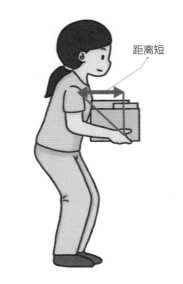

距离短

○尽量靠近身体进行照护

协助年长者坐起身、站起身或者移动位置等的照护，需要支撑或抬高其身体时，照护者应该尽可能靠近对方的身体。

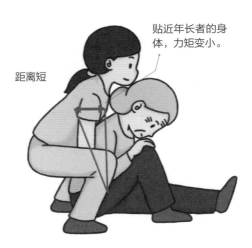

贴近年长者的身体，力矩变小。

距离短

3. 缩小身体，减少摩擦

◎ 减少与地面或床面的摩擦

摩擦力，就是在指物体移动时，物体与物体间的接触面所产生的阻力。照护工作中遇到从床上或地面起身，或是在交换位置时，若能够降低摩擦力，照护者就可以更加轻松省力。

○减少与床铺的接触面积

在进行起身等必须移动身体的照护时，要将两膝盖竖起，加大两腿和床铺之间悬空的空间，缩小身体接触床铺的面积，就能够减少摩擦力。

○正确使用能够降低摩擦力的移位滑垫

搬运移动位滑垫，专门用于床上搬运等转移时减少摩擦力。可以利用这样的滑垫移动年长者，就可省不少力。

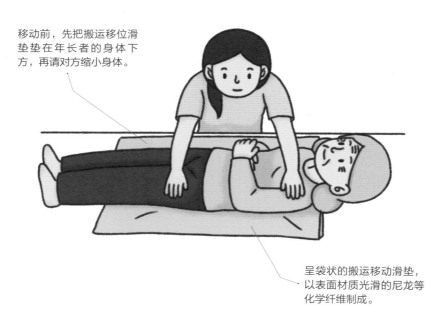

移动前，先把搬运移位滑垫垫在年长者的身体下方，再请对方缩小身体。

呈袋状的搬运移动滑垫，以表面材质光滑的尼龙等化学纤维制成。

◎手脚交叠，缩小身体

　　在移动相同重量的物体时，体积小的会比体积大的容易搬移，在移动躺卧的年长者也是同样。参考下图所示可知，人的手脚会比想象中重得多，以50千克的人为例，一条手臂就有3千克重，一条腿更有8.5千克重。所以，请年长者手脚交叠，再把身体缩小，搬动起来会更加容易。

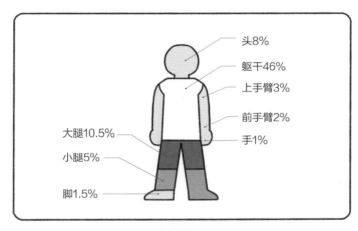

身体各部位所占体重比

○躺卧时需打开手脚

打开双手双脚，可让四肢向身体外侧伸展，能帮助重量分散，进行翻身等动作时可节省更多力气。

○躺卧时需交叉手脚

用双手环抱胸前，双腿沿着身体的中心线上交叠，再分散的重量集中起来，就更加容易搬动。

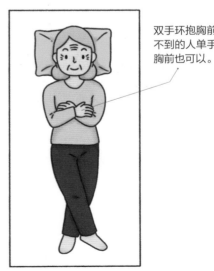

双手环抱胸前，做不到的人单手放在胸前也可以。

4. 转移重心，保持平衡

◎ **巧用重心，减缓腰部负担**

　　体格上的差异，往往会让相对瘦小的照护者不自觉过度用力。过分依赖惯性法则，会对年长者和照护者都存在一定的危险。在进行照护时，要把意识都放在身体重心上，这样才可减少腰部负担，可使得动作平稳进行。

协助坐起身时

　　让年长者双手抱胸，照护者不要马上想着将对方的身体扶起，而是要把意识放在自己的腰部。

　　年长者需要保持抱胸的姿势，照护者横向移动自己的腰部重心，尽量贴近对方的身体，这样自然就可坐起来。

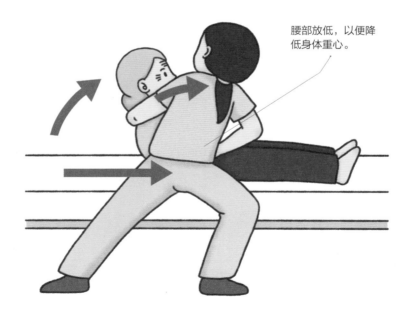

腰部放低，以便降低身体重心。

从床上转移到轮椅上

○一边支撑，一边和他一起旋转

年长者要移动到轮椅上时，先要让他上半身保持平稳，双脚慢慢转向轮椅那侧。照护者配合年长者的动作转身，不扭转腰，同样可以交换方向。

在移动时，假如只是大角度转动上半身，不仅只是重心不稳定导致危险，力量也会重重压在照护者的腰部，再造成腰伤。

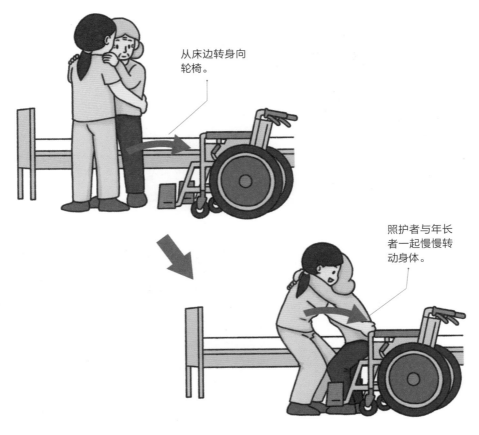

从床边转身向轮椅。

照护者与年长者一起慢慢转动身体。

5.动作平稳，不急不猛

◎动作不能操之过急，这样会造成意外和伤害

　　和坐车一样，遇到忽然的紧急刹车，身体都会不听使唤地朝车子行进的方向冲出去，这即是由惯性造成的。根据惯性法则，在照护过程中，动作不能操之过急，否则不只是无法控制，也可能弄痛身体或重心失去平衡。

○从床上起身时，若使用猛力……

协助躺卧的年长者坐起身，若用力过猛，被强行翻起来的上半身无法停在合适的角度上，很有可能会造成疼痛。

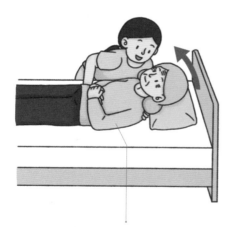

被扶起的上半身，因为惯性法则的作用，会慢慢坐起来。

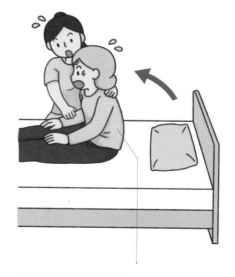

如果用力过猛失去平衡，可能造成对方腰痛。

◎把动作分解进行

要预防因不适当方式造成的意外，方法就是将动作分解进行。比如，将翻身的连续动作分解成4步，每一步突出重点，就可以安全且有效地运用惯性法则。

○协助翻身

步骤1：照护者站在床边，请年长者双手环抱胸前。

步骤2：把年长者的脸转向需要翻身的方向，下巴稍稍向内收。

步骤3：照护者的手撑放置在年长者的膝盖后侧，把年长者的膝盖立起来。

步骤4：扶着年长者的肩膀和膝盖，轻轻向前搬动。

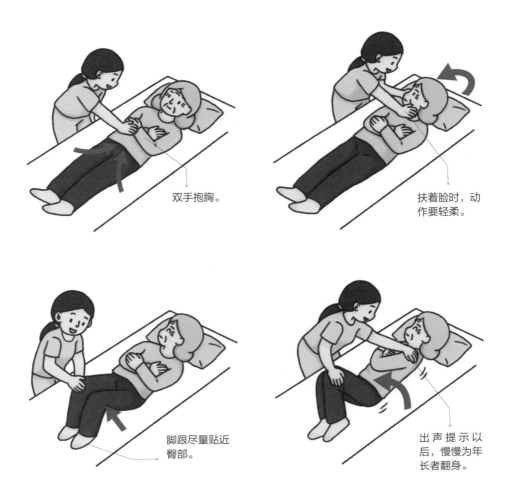

双手抱胸。

扶着脸时，动作要轻柔。

脚跟尽量贴近臀部。

出声提示以后，慢慢为年长者翻身。

02 翻身的照护

翻身是照护中最基本的入门功。动作本身虽然十分简单，但如果偷懒没做好，可是会造成褥疮的。请用心修炼基本功夫吧！

1. 一般卧床者的体位与翻身

卧床的年长者长时间保持同一姿势非常不舒服，还会对局部皮肤产生压迫，容易引发褥疮，因此至少2小时需翻一次身。翻身后需要抚平睡衣和床单的褶皱，避免压迫局部造成血运不良。

◎ 选择适合的体位

去枕仰卧位

○年长者仰卧，头偏向一侧，两臂放在身体两侧，把枕头横放于头顶与床头之间，以防躁动不安的受照护者撞伤头部。这种体位适用神志不清的受照护者，可防止唾液、痰或呕吐物流入气管而引起窒息或吸入性肺炎。

侧卧位

○侧卧位与平卧位交替，能够防止局部组织和皮肤长期受压而发生褥疮。侧卧时让年长者两臂屈肘，一只手放于枕头旁，另一只手放于胸前，上肢弯曲、下肢微屈，必要时可在两膝之间、后背、胸前、腹前放置软枕支撑身体。

半坐卧位

○若有摇床，先摇起床头支架30°～50°，再摇起膝下支架，使年长者微屈膝。放平时，摇平膝下支架，再放平床头支架。假如是普通床铺，可用背靠架或叠起的棉被，年长者屈膝，膝盖下放软枕。

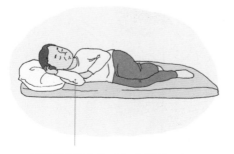

一只手放于枕头旁，另一只手放于胸前上肢弯曲，下肢微屈。

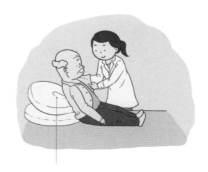

普通床铺，可用背靠架或叠起的棉被。

○俯卧位

年长者俯卧时，两臂屈曲放在头的两侧，头转向一侧，双腿伸直，胸部、髋部及脚踝下各放一软枕。如果是急性呼吸窘迫综合征（ARDS）、肺不张等通气不良的年长者是可以采取俯卧位。

◎协助年长者翻身

让仰卧的年长者双手交叉，放于腹部，膝盖微屈，照护者双手分别托住年长者的肩部和膝盖后，使其转向面对照护者的方向，然后先托住年长者肩部使其移向床的中线，再托起臀部移向床中线，适当调整年长者的体位使其舒适。可在背部以及两膝之间放软枕或海绵垫。另外，也可采用相反的动作帮助年长者翻身。

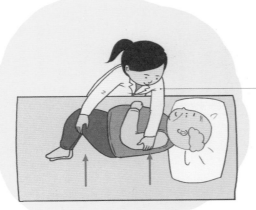

双手扶住年长者肩部与膝盖，先朝照护者的方向放倒膝盖，再扶肩部使年长者侧卧。

双手扶住年长者的肩部与膝盖，先向对侧推倒膝盖，再推肩、背部，使年长者侧卧。

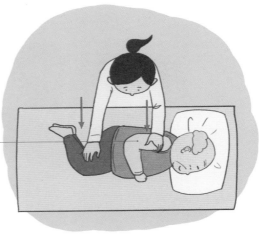

2. 偏瘫患者的翻身

偏瘫者常见体位包括卧位和床上坐位，其中卧位又分为仰卧位、侧卧位。选择合适的卧位和坐位，对于提高偏瘫年长者的舒适度十分重要。

◎照护者协助翻身

向偏瘫侧翻身

照护者将手放在偏瘫的膝盖上，促进患腿外旋。

让年长者抬起功能完好的腿，并向前摆动，同侧上肢也向前摆动。

完成翻身后，再协助年长者把患偏瘫的上、下肢摆放在正确位置。

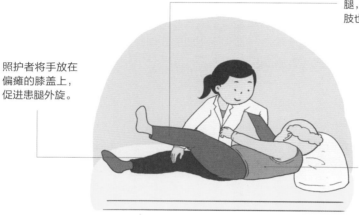

向健康一侧翻身

年长者双手交叉握在一起，用以支撑患偏瘫的上肢。

照护者把患偏瘫的下肢屈曲，双手分别置于年长者患偏瘫的臀部和足部，用适当力量将年长者翻向健康一侧。

完成翻身后，再协助年长者将患偏瘫的上、下肢摆放在正确位置。

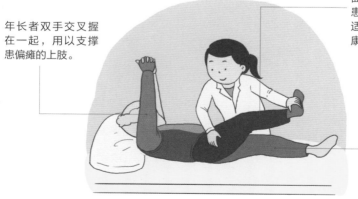

◎偏瘫者自己翻身

向偏瘫侧翻身

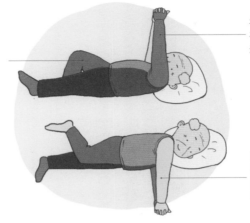

健康的下肢屈曲。

年长者仰卧，双手交叉握在一起，用健康的上肢带动患病上肢伸展。

双上肢先摆向健康的一侧，再摆向患病的一侧，一次力度不够则可重复摆动，顺势将身体翻向患病的一侧。

向健康一侧翻身

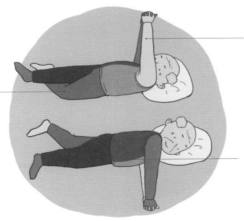

年长者仰卧，用健康的腿插入偏瘫的腿下方。

年长者双手交叉握在一起，向上伸展，左右摆动，幅度要大一点，当摆向健康一侧时，顺势将身体翻向健康一侧。

翻身的同时，用健康的腿带动患病的腿，翻向健康一侧。

★ Tips ★

注意事项

· 无论翻身转向患侧或健侧，翻身时都应先转头和颈部，然后再连续转动肩膀和上肢、躯干、腰及下肢。

· 床边要留有足够的空间，以保证翻身后的安全和舒适。

· 要确保患侧的肩膀有足够支撑。

3. 脊髓损伤患者的体位与翻身

脊髓损伤患者卧床主要用仰卧位、侧卧位和俯卧位，必要时可以用各种大小和软硬的枕头。为防止各骨突部位皮肤受压而发生褥疮，应在骨突附近而不是骨突处垫枕头。

◎照护者协助翻身

一人协助翻身

○此方法适合于腰椎手术之后患者翻身。

○照护者站在病床一侧，双手托住年长者肩部及臀部，将枕头垫在年长者肩背部，使得年长者上身向后斜靠。

○在下方的腿稍屈膝，上方的腿屈髋、屈膝，两膝之间夹一软枕。

两人协助翻身

○此方法适用于胸、腰椎手术后患者翻身。

○两名（或两名以上）照护者站在病床一侧，让年长者屈膝。

○一名照护者扶住年长者远侧的肩部和臀部，两手同时用力将年长者翻转至自己一侧，同时另一名照护者用枕头垫在年长者腰部。

○双膝间放一个软枕。

★ Tips ★

注意事项

· 翻身时始终保持脊椎的稳定性，即保持脊柱成一水平位，防止脊椎扭转、滑脱、移位造成新的损伤。

· 减少不必要的翻身，将翻身与擦澡、换药、注射、大小便同步进行。

· 按时翻身，翻身次数应白天勤、夜晚少。白天1~2小时翻身一次，夜晚可以适当延长间隔时间来保证年长者睡眠，可以利用年长者小便机会进行翻身。

· 一般来说，翻身角度达到90°年长者往往难以接受，因一侧肢体受压，年长者肢体发麻及疼痛难以坚持长久；45°~60°的角度使年长者普遍感到舒适，同时又避免了局部皮肤长期受压。可以先翻至45°，然后逐渐增大翻身角度至60°，使年长者逐渐适应。

· 翻身后注意摆正年长者的功能体位，如双足垫硬枕以保持踝关节呈90°，既能使年长者舒适，又能预防足下垂、关节畸形等并发症。

4. 颈椎损伤患者的体位与翻身

　　颈椎损伤病人翻身需要两人协助，每次翻身都要保护好受伤部位，保持脊柱中立位。侧卧注意使用垫子或软枕，保证脊柱在同一水平面，防止脊柱尤其是颈椎部位扭曲，造成新的损伤。

◎照护者协助翻身

一人托颈围，协助病人转头并垫上枕头。

嘱咐病人屈膝，一名照护者扶住病人远侧的肩部和臀部，两手同时用力将病人翻转至自己一侧，同时，另一名照护者用枕头垫在病人腰背部的位置。

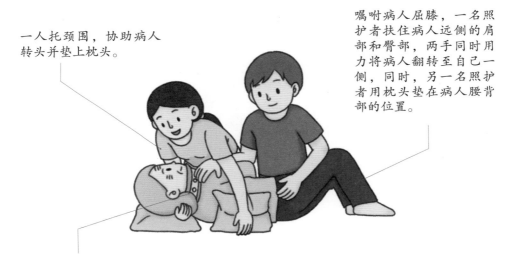

病人在翻身时必须戴好颈围。

★ Tips ★

翻身的注意事项

· 双膝间最好能放一个软枕。

· 根据病人的情况决定翻身频率。

· 调整枕头高度和病人头部位置，避免低头、仰头或歪头等不舒适的体位。

· 用枕头或卷起的浴巾抵住足底，防止足下垂。

· 有皮肤破损或初期压疮发生，要避免患处再受压。

· 翻身后要抚平睡衣和床单的褶皱。

· 进食后半小时内不要进行翻身。

坐起身的照护

用单脚膝盖立起来，倒向侧面，再用手撑起上半身。

1. 坐起身的基本动作

◎单脚膝盖立起来

年长者的肌肉无力，根本无法像年轻人一样，可借助腹肌和手部的力量，就可将上半身直线撑起来。要请对方仰躺，单腿膝盖立起来。

年长者身旁若放有家电用具的电线、杂志等其他物品，都会影响起身的动作，甚至还有可能造成打滑摔倒，切记要先清理好周围的物品。

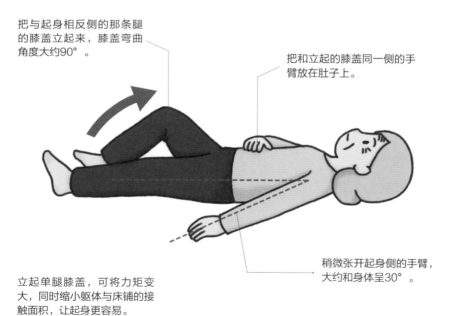

把与起身相反侧的那条腿的膝盖立起来，膝盖弯曲角度大约90°。

把和立起的膝盖同一侧的手臂放在肚子上。

立起单腿膝盖，可将力矩变大，同时缩小躯体与床铺的接触面积，让起身更容易。

稍微张开起身侧的手臂，大约和身体呈30°。

◎身体倾向侧面

把立起来的膝盖一点点倒向起身侧，上半身也跟着向侧面扭转。

◎将身体撑起来

两只手臂屈成<字形，单手手肘先撑住床面，接着双手同时把上半身缓缓撑起。

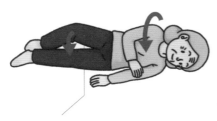

利用膝盖放倒的力量扭曲上半身，将身体向侧面扭转。

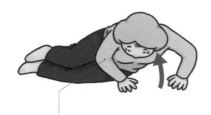

以身体下方的手肘为支点，稍微撑起上半身以后，另一只手也一同使力，把上半身撑起莱。

◎上半身坐起来，完成起身动作

两只手臂伸直以后，撑在床面上的两个手掌慢慢向身体的中心（腰际）收回来。上半身坐起，慢慢伸直两条腿。上半身完全坐直起来，双手放在大腿上，脸面向正前方。

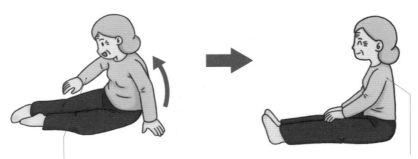

支撑上半身的手臂向身体的中心慢慢靠拢。

年长者上半身如果摇晃不稳，照护者要为他固定好。

2. 患者自主从床上坐起身

◎ 身体倾斜

想要自己从床上坐起来，利用翻身的动作就可轻松做到。先将双脚向床缘方向蹭出去一些，让身体的轴心整个偏斜。

头向床的内侧偏进去。

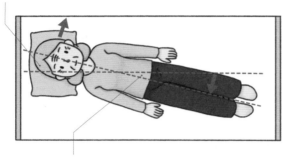

身体的轴心偏离床的正中线10°~20°，角度如果过大，身体不容易坐起。

★ Tips ★

把护栏放下

· 要从床上坐起身时，如果床边防止跌落的护栏不卸下来，老人家的脚就无法够到地面。所以务必记得先拿掉床边的护栏。

◎ 单腿膝盖立起来，再翻身

把位于床内侧的那条腿立起来，向床的外侧翻身，让身体侧躺。

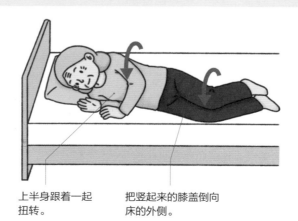

上半身跟着一起扭转。

把竖起来的膝盖倒向床的外侧。

◎双腿从床上放下来

两腿和臀部向床的外侧慢慢挪出去，直到双腿挪出床缘，慢慢放到地板上。

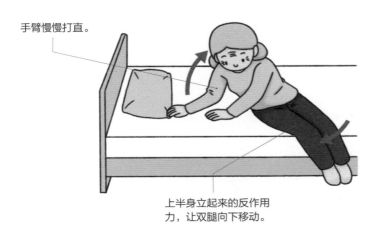

手臂慢慢打直。

上半身立起来的反作用力，让双腿向下移动。

◎手臂打直，撑起上半身

两手贴着床板，手臂一边慢慢打直，一面撑起上半身。等到上半身完全坐直后，身体面向正前方，双脚贴合到地板上。

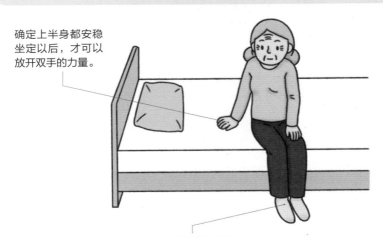

确定上半身都安稳坐定以后，才可以放开双手的力量。

双脚底确认贴在地板上。

3. 协助患者从床上坐起身

◎ **两膝盖立起来**

需要首先出声让对方知道即将要坐起身，然后再帮他把两条腿的膝盖慢慢立起来。

★ Tips ★

坐起身是脱离卧床不起来的第一步

· 从床上坐起来并不是比登天还难的动作，但这个姿势却具有重要的意义。身体若可坐起来，就能看书、看电视，还可以看其他人的脸，面对面的说话，这些都可以激活大脑的功能。对年长者来说，对于一开始锻炼坐起身，可能会感到生不如死的痛苦，但是时间久了，一天可坐上几个小时也没有什么大问题。

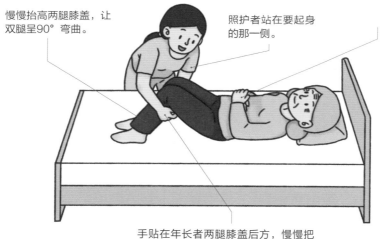

慢慢抬高两腿膝盖，让双腿呈90°弯曲。

照护者站在要起身的那一侧。

手贴在年长者两腿膝盖后方，慢慢把膝盖托高。不可直接用手抓握。

◎ **把臀部移到床边缘**

轻轻抬起两条腿膝盖，将腿移到床的边缘，让年长者的臀部靠近照护者身边。

◎侧转身体

照护者一只手抱住对方肩膀，一只手抱住膝盖下方，再将年长者的身体往床边搬过来。

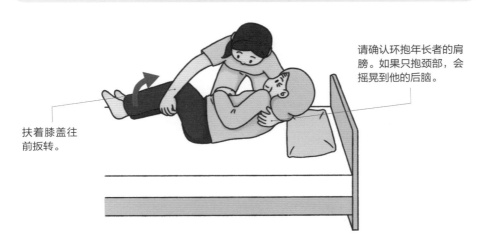

扶着膝盖往前扳转。

请确认环抱年长者的肩膀。如果只抱颈部，会摇晃到他的后脑。

◎坐起上半身，放下下半身

以臀部作为支点，让对方慢慢坐起上半身的同时，照护者放开扶住膝盖的双手，让对方把两腿放到床下。

◎顺利完成坐起身的动作

坐起来之后，要让年长者的肩膀和两腿都有所依靠，用来保证坐姿稳定。

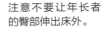

注意不要让年长者的臀部伸出床外。

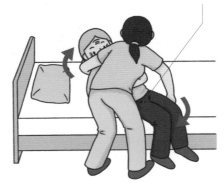

04 站起身的照护

可以从床上坐起来以后，下一步就是站立起身了。这一步虽然有点艰难，不过能用自己的双脚站起来，行动上又多了更多的选择，年长者也更加有信心了。

1.站起身的基本动作

◎ 向下弯腰低头

人要站起身，首先重心必须往前移。假如采取弯腰鞠躬的姿势，就可自然而然将重心往前移动。

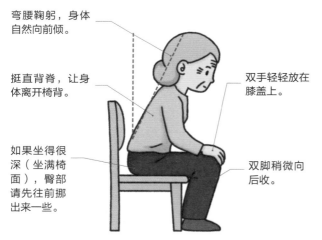

弯腰鞠躬，身体自然向前倾。

挺直背脊，让身体离开椅背。

如果坐得很深（坐满椅面），臀部请先往前挪出来一些。

双手轻轻放在膝盖上。

双脚稍微向后收。

★ Tips ★

站立起身的动作

· 你或许以为站立起身时，身体是直线往上提起的。然而，以头部为中心分析整个动作过程，会发现它其实是曲线活动。头部如果直挺挺地往上提起，身体就无法从座位上站起来了。头部一度往前大幅移动，但之后又会回到腰部正上方。

◎ 提起腰部

手依然放在膝盖上，身体深深一鞠躬，把重心往前移动，腰部就提起来。

◎伸直双膝

腰部提起来，重心就转移到两脚，一边平衡身体，一边缓慢将头抬起来，再将膝盖打直。

◎直立起上半身

膝盖打直的同时，上半身也随之挺起来，就能顶天立地地站直。

这时重心已到了膝盖，放在膝盖上的手可以支撑住上半身。

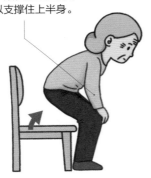

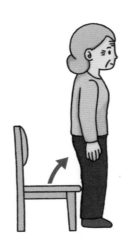

★ Tips ★

站立起身前，请先确认周围的安全

· 为了站起身，双腿必须使劲，脚边的地面如果不平稳，很有可能导致年长者跌倒。请先确认地板上是否有容易打滑或滑倒或是绊脚的物品，清除危险杂物以后，再请年长者站起来。

●容易打滑的物品

· 塑胶袋
· 报纸、广告单
· 杂志
· 拖鞋
· 未加以固定的地毯等

●容易绊脚的物品

· 家电的电线
· 腰带
· 背包或是包包的背带

2. 协助患者从椅子站起身

◎让年长者抓住照护者的手

首先进行出声提示，让年长者清楚要准备站起来，然后让年长者把双腿稍微后收。照护者一脚向前跨出，然后请对方抓紧自己的手臂。

★ Tips ★

动作分析

· 被扶的老人脚趾如果超出膝盖，就表示重心落在臀部，这样子身体站不起来的。

· 照护者应该站在年长者前方，单脚向前跨出一步，位置就跨在他的两腿之间。

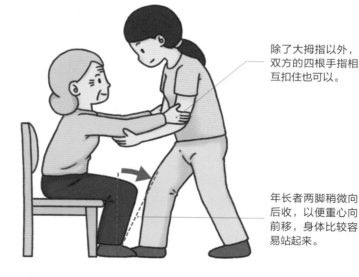

年长者身体稍微向前倾，离开椅背。

除了大拇指以外，双方的四根手指相互扣住也可以。

年长者两脚稍微向后收，以便重心向前移，身体比较容易站起来。

◎手臂下拉

从坐姿站起身时，身体的重心需由臀部移到脚底。协助重心转移的要领，不是去拉对方的手臂，而是先让他自己把手臂往下拉。

◎脚向后收

等待年长者屁股抬高，离开椅子表面之后，照护者用手臂撑住对方向下拉的双手，一边把自己刚才跨出的腿向后收回来。

从坐姿站起身时，身体重心必须由臀部移到脚底。协助重心顺利转移的要领，不要直接去拉对方的手臂，而是先让他自己把手臂往下拉。

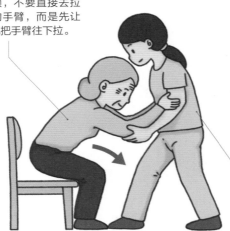

★ Tips ★

动作分析

· 直接去拉提年长者的手，不但造成疼痛，还可能受伤。即使是力大无穷的人，不先让年长者把重心向前移动，光凭臂力就想要把对方拉起来，是很困难的事。

· 照护者要轻轻弯腰，把跨出去的一只脚收回来。

照护者不要只是活动手臂，身体也要跟着向后退。

◎完成站起身的动作

站起来之后，照护者不要立马就将手放开，应该确定对方站稳之后才慢一点放开手。

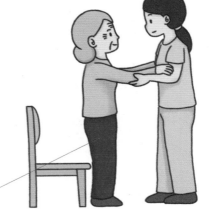

确定对方站稳之后才慢一点放开手。

05 就坐的照护

就坐这一动作，对照护者来说十分重要，因为不管饮食、更衣、沐浴等各种照护的场合，都需要年长者安稳坐定以后才能够进行。

1. 如何坐得更稳

◎基本坐姿

不管是用餐、工作还是外出乘坐交通工具、如厕等，这一系列动作都是坐着进行，所以说坐姿是平时生活中很重要的姿势。人到一定的年纪，体力都会大大减退，有时没办法保持正确的坐姿。何为正确的坐姿，就是指挺直背脊，保持身体左右对称的姿态。年长者假如不是由于某些原因而坐姿不正确，照护者要帮他恢复正确的坐姿才行。

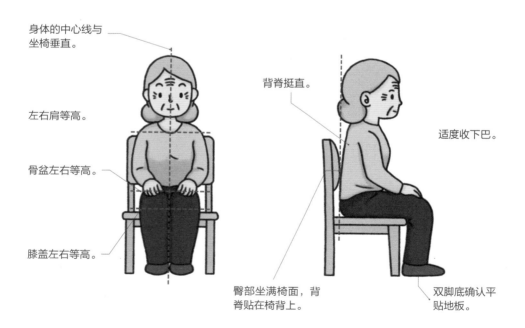

身体的中心线与坐椅垂直。

左右肩等高。

骨盆左右等高。

膝盖左右等高。

背脊挺直。

适度收下巴。

臀部坐满椅面，背脊贴在椅背上。

双脚底确认平贴地板。

2. 协助病弱家人就坐

◎ **两人手拉着手，年长者手肘稍微向后收**

　　照护者和年长者面对面站好。照护者托住年长者的手，进行出声提示之后，让年长者微微屈膝以方便身体向前倾斜。

照护者把年长者的手轻轻拉过来，年长者的身体自然会向前倾。

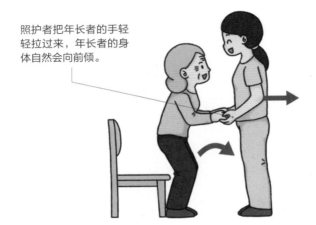

◎ **照护者的手臂变为稳固的扶手**

　　年长者开始放低腰部高度时，照护者需要稳固自己双臂的位置不晃动。

◎ **慢一点放开手**

　　确定年长者坐稳之后，再准备慢一点放开手。

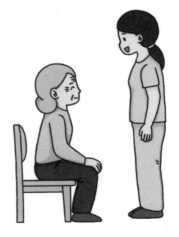

3. 半抱式就坐法

◎双手抱住后背，拉近上半身

对于体力不足的年长者而言，在椅子上就坐也会是一个让人觉得不安全的动作。为防止他们忽然向后倒，或者是屁股还没来得及坐到椅子就直接跌倒在地上，照护者应该站在年长者的正面，为年长者支撑身体。

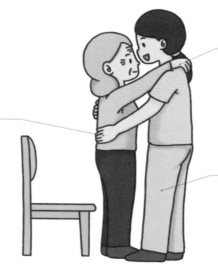

站在年长者正前方，请他双手环抱你的肩膀。说明接下来要就坐了，环抱年长者的背，将对方轻轻搂近自己。

年长者环抱住照护者的肩膀以后，照护者也环抱对方的背。

站立的位置，就和从椅子上站起身的位置一样。从正面确认支撑年长者的身体。

★ Tips ★

选择合适的椅子

· 椅子必须承受使用者施加的巨大压力，所以，年长者使用的椅子必须坚固、稳定性高。椅面可以旋转的椅子虽然使用方便，但是一个没转好，身体可能不受控制而造成意外。

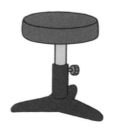

◎身体站直，双方抵住两膝盖

年长者的腰部开始放低之后，照护者依然站立，以存在支撑年长者的身体。年长者把全身重量依托在照护者的肩膀上，腰部会渐渐放低，照护者屈膝抵住年长者的膝盖。

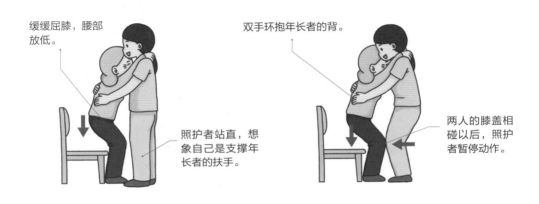

缓缓屈膝，腰部放低。

双手环抱年长者的背。

照护者站直，想象自己是支撑年长者的扶手。

两人的膝盖相碰以后，照护者暂停动作。

◎上半身保持直立，腰部放低直到坐在椅子表面上

年长者上半身保持直立，照护者配合年长者的动作，直到对方坐在椅子表面上。确认年长者的臀部坐在椅子表面中央，才可以慢一点放开手。

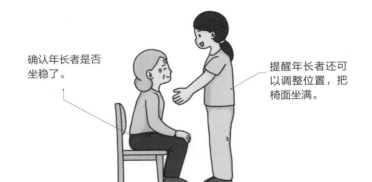

确认年长者是否坐稳了。

提醒年长者还可以调整位置，把椅面坐满。

4. 如何帮患者调整坐姿

坐在床上的横向移动

◎ 弯身向前

　　坐在床边的年长者想要移动位置时，照护者需坐在年长者的身边，从背后慢一点护住年长者的腰，让年长者向前弯身。

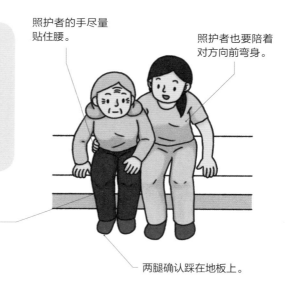

照护者的手尽量贴住腰。

照护者也要陪着对方向前弯身。

重心从腰移到腿，身体向前弯。

两腿确认踩在地板上。

◎ 双方一起横向移动腰部

　　身体向前弯低，直到年长者的腰弓起来。照护者一边把年长者的腰搂过来，臀部一边往横向移动。

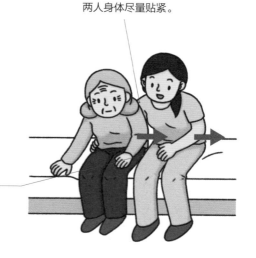

两人身体尽量贴紧。

腰部紧贴不要分开。

坐在椅子上的移动位置

◎ 两脚向后收

对于体力不足的年长者在椅子上坐着，过一会，身体就会不由自主地出现偏斜，臀部也跟着向前滑动。若需要恢复正确的坐姿，需要年长者把双脚向后收到膝盖后面的位置。

已经跑到膝盖前方的双脚，要向后收回去。

◎ 从腰部向后拉

轻轻推年长者的背，抓住对方的裤头或者是腰带，把年长者向后拉。

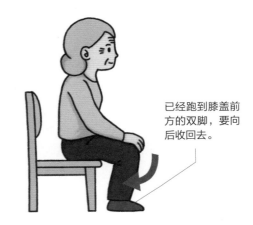

趁对方的腰弓起来的时候，瞬间将他向后拉。

如果拉着裤头往上提，不好使力时，拉着腰带也可以。

◎ 完成座椅上的移动位置动作

确认年长者坐满椅子表面后，再慢一点放开手。

坐轮椅的照护

轮椅是给行动不方便者用来代步的辅助工具。它可由乘坐者本人自行操作，不过年长者坐轮椅，大多数都是由照护者代为操作。

1.如何正确使用轮椅

◎轮椅的组成部分名称解释

能够让年长者乘坐安全、舒适，是选择轮椅最基本的条件，不过对每天都需要推轮椅的照护者来说，好用、容易操作才是要考虑的重点。

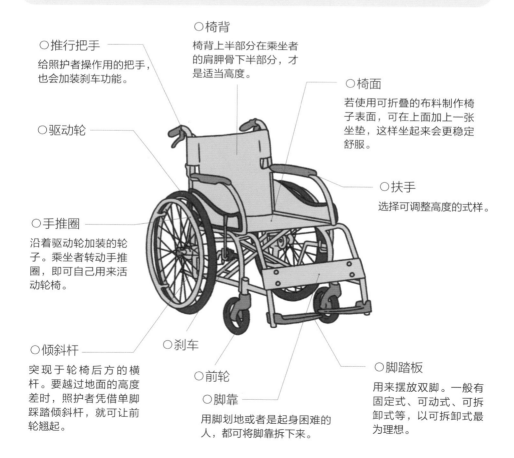

○椅背
椅背上半部分在乘坐者的肩胛骨下半部分，才是适当高度。

○推行把手
给照护者操作用的把手，也会加装刹车功能。

○椅面
若使用可折叠的布料制作椅子表面，可在上面加上一张坐垫，这样坐起来会更稳定舒服。

○驱动轮

○扶手
选择可调整高度的式样。

○手推圈
沿着驱动轮加装的轮子。乘坐者转动手推圈，即可自己用来活动轮椅。

○倾斜杆
突现于轮椅后方的横杆。要越过地面的高度差时，照护者凭借单脚踩踏倾斜杆，就可让前轮翘起。

○刹车

○前轮

○脚靠
用脚划地或者是起身困难的人，都可将脚靠拆下来。

○脚踏板
用来摆放双脚。一般有固定式、可动式、可拆卸式等，以可拆卸式最为理想。

◎轮椅的前进

照护者握住推行把手向前推出。开始动作之前，必须需要先出声提示才可以行动。

确定年长者的双手确认放在轮椅扶手上。

紧紧推行把手。下坡时，同时握住刹车以策安全。

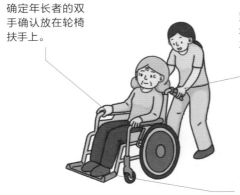

移动时，务必确认年长者的双脚放在脚踏板上。

★ Tips ★

轮椅推动行走后

· 不可以加速

· 不可以紧急刹车

· 不可以突然转弯

◎轮椅爬坡时

○上坡时

看着前景的方向，身体稍微前倾，踏稳每一步，缓慢爬坡。

○下坡时

为了不使年长者产生恐惧，下坡时应该向后倒退着走。在操作过程中需手握刹车，随时做好停下来的准备。

双臂用力掌握轮椅的重量。

双手确认握住推行把手。

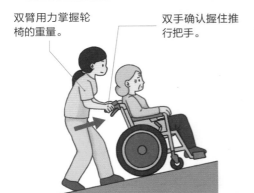

回头向后看，以确认行进方向的安全。

轮椅背对着行进方向。

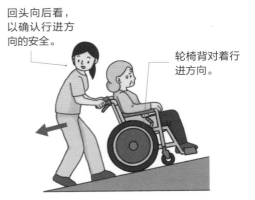

2. 让轮椅上下台阶的技巧

◎ 往上跨越台阶

○ 翘起前轮

在有台阶之前先要停下来，一边把推行把手向下压，一边用单脚踩踏倾斜杆，这样可让前轮翘起来。

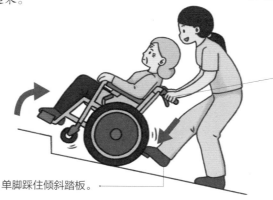

双手握住轮椅把手向后轻拉。

单脚踩住倾斜踏板。

○ 抬起后轮

前轮在越过台阶之后，继续向前推，直到后轮碰触台阶之前停止。再把推行把手向前推一把，好让后轮沿着台阶往前转动。

让后轮沿着高低差向前转动。

后轮抵达台阶时双手向上抬起后轮，同时向前推。

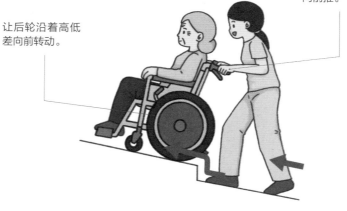

◎下台阶

○向后倒退走

在下台阶前先把轮椅掉转方向，握好推行把手，让后轮沿着台阶转动而下。

照护者自己先下台阶，轮椅再跟着下行。

○翘起前轮往下走

后轮转过台阶之后，照护者单脚踩踏倾斜杆，让前轮翘起，向后倒退跨越台阶以后，才可放下前轮。

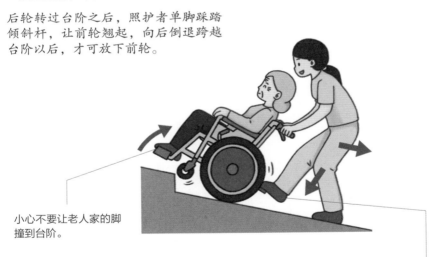

小心不要让老人家的脚撞到台阶。

轮椅先下，再踩住踏板，让前轮翘起。

★ Tips ★

安全提示

· 年长者若坐得太靠前，有可能会从轮椅上跌倒下来，所以要让年长者重新坐满椅子表面之后再启动。

3. 轮椅和床之间的移动

◎轮椅摆放

从床上移动到轮椅上时，轮椅与床之间的摆放方式在独立和有护理的情况下都一样，即臀部移动的距离越短，越安全平稳。

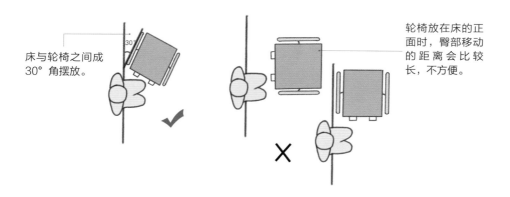

床与轮椅之间成
30°角摆放。

轮椅放在床的正面时，臀部移动的距离会比较长，不方便。

轮椅平行靠近床边时，轮椅的贴侧车轮与床之间形成间隙，臀部移动时会有跌落的危险存在。最适宜的摆放是床与轮椅成30°角靠近床边。这个位置臀部的移动距离最短，也最安全。

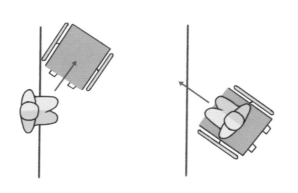

★ Tips ★

注意事项

· 床边需要安装照护用扶手，即使年长者有偏瘫，也能够独立在轮椅和床之间移动。

· 轮椅的脚垫抬起，需要合上轮闸，使得轮椅不会轻易移动。

◎协助老人家下床乘坐轮椅

　　照护者协助老人家下床，是经常要做的动作。需要多次练习，和老人家配合，方能做好。

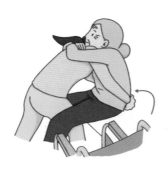

① 照护者一条腿向前靠近年长者腿内侧，另外一条腿在后，形成"弓"字步，要尽可能靠近年长者。

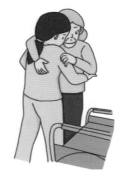

② 年长者将手放在照护者肩上，照护者用手托住其腋下，使得年长者呈鞠躬状前倾，借助力站起。

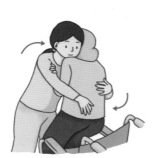

③ 转体支撑年长者向轮椅转身。

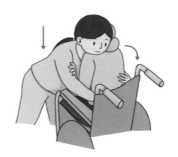

④ 保持靠近年长者的姿势，同时降低身体，使年长者缓慢坐在轮椅上。

★ Tips ★

注意事项

· 在移动前，需要调节床的高度。

· 照护者应靠近年长者，以免用力时扭伤到腰部。照护者要先找好站立的正确位置，再移动年长者。

· 年长者站立时，照护者通过喊口号来调整与年长者的动作，使移动平稳顺利。

4.特殊空间如何安全使用轮椅

◎上下阶梯

轮椅走在阶梯上，存在有跌倒摔落等危险，要尽可能避免走楼梯。如果必须走楼梯不可，最少需要4个人一起协助完成。

轮椅的平抬方式

○坐轮椅上下楼梯时，上阶梯脸朝向正前方，下阶梯时脸朝向后方。事前一定要确认刹车掣已经锁紧，之后再由前面2个人抬车架和倾斜杆，后面2个人抬推行把手，4个人同心协力将轮椅抬上或者抬下楼梯。

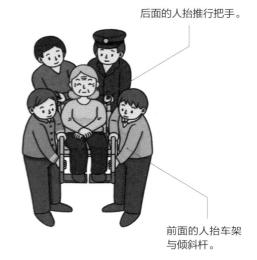

后面的人抬推行把手。

前面的人抬车架与倾斜杆。

★ Tips ★

使用前的检查安全提示

· 轮胎：确认胎压是否合适、轮胎有无破损。

· 刹车掣：刹车线如果过松会影响到刹车功能，需要做适当调整。

· 前轮：卡到杂物会妨碍转动的灵活，需要定时做清理。

· 坐垫、车架：检查坐垫是否出现破损或污垢、车架是否生锈。

· 脚踏板：固定螺丝如果松脱，脚踏板会下垂从而失去支撑力，需要加以固定。

◎穿过狭窄空间

轮椅在穿过狭窄的门或入口、走道时，为了防止碰撞到轮椅，应该放慢一点速度缓慢前进。入口宽度若只有80厘米左右，一般标准轮椅应该都是可通过的。

◎**乘坐电梯**

　　上下楼不走楼梯，可以利用电梯移动会比较安全。进出电梯时应翘起前轮，以免前轮被卡在地面和电梯间。操作轮椅要求平稳，不要让坐在上面的年长者受到震动冲击。

向前推进电梯

○照护者单脚踩踏倾斜杆，让前轮翘起，进电梯以后固定刹车。

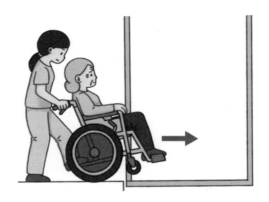

向后出电梯

○解除刹车，让前轮翘起，一边留意周围情况，一边缓慢驶出电梯。

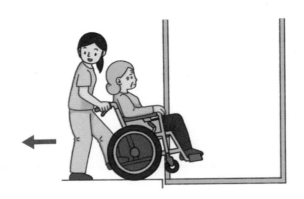

5. 轮椅上坐姿的调整

体力衰弱的年长者若长时间坐着，会容易出现臀部向前滑行等不正确姿势。在这样歪斜的姿势下进食，会出现呛咳，或者会由于受力不均而导致臀部褥疮。因此，只要一看到年长者坐姿歪斜，就要马上让年长者重新调整。

◎收起脚踏板，让年长者双脚贴着地板

坐在轮椅上的年长者若身体向前滑动，照护者需要为年长者调整姿势，重新坐端正。先收起轮椅的脚踏板，让年长者把双脚放在地板上。

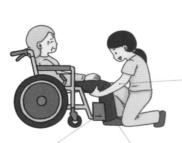

对于自己无法把脚放在地板上的半身瘫痪者，照护者要出手帮忙。

把脚踏板收起来。

双脚底确定平贴地板。

★ **Tips** ★

在轮椅上调整坐姿

· 坐在轮椅上调整姿势时，如果把脚放在脚踏板上，一起身就可能造成轮椅重心不稳而翻倒。所以每次调整姿势的时候，一定要不厌其烦地收起脚踏板。

◎让年长者挺起背

出声提示之后，为方便调整姿势，应该先让年长者的背挺立起来。体力不足而挺立不起来者，照护者需要加以协助。

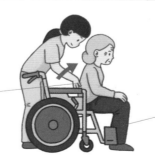

双脚向后收，年长者万一做不到，照护者要出手协助。

请年长者的背挺起来，稍微向前弯身。

◎拉住裤头

看着年长者的双脚踏贴在地板上，身体也稍微向前弯之后，提起年长者的裤头轻轻向前推。

抓紧对方的裤头轻轻向前推。

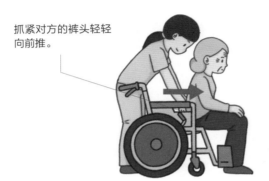

◎端正坐姿，完成调整

年长者的腰完全拱起来之后，照护者抓着对方的裤头向后拉，好让年长者的臀部坐满椅子表面。

配合年长者的动作，抓紧对方的裤头向后拉。

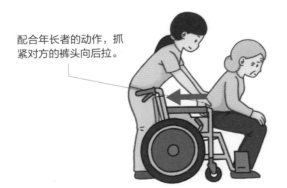

07 步行的照护

　　年长者步行不仅能扩大活动范围，还可以给予心理和身体良好的刺激。只是，腰腿不好的年长者却也容易在步行当中发生意外，所以照护者要用心学会正确的照护方法才好。

1.无拐杖行走

　　被照护者身体状况允许的情况下，尽量让他们多步行锻炼，不但能维持身体各部分的功能，也是一项重要的恢复练习。

◎托肘行走

　　双手相互扶抱，照护者托住年长者双肘部，使其站稳。年长者一侧的脚先缓慢迈出，面对面的照护者同侧腿后退，为了不摇晃，照护者两上臂夹紧，平衡支撑。

○照护者与年长者面对面、手扶手，双前臂紧贴，照护者托起年长者双肘站立，同侧脚共进退。

○站稳之后，照护者进行出声提示，年长者一侧脚先迈出，照护者同侧脚向后退，与年长者一起行进。

○年长者另一侧脚迈出，照护者同侧脚后退，如此反复。

◎抱肩而行

　　更虚弱的年长者可抱肩步行，这种方式有助于消除年长者的恐惧感。

○年长者双手搭在照护者肩上，照护者双手托扶在年长者腋下，站稳。

○同侧腿一起进退。

○另一侧同侧腿一起进退，如此反复。

◎**照护个子较矮的年长者**

○照护者稍屈腿，放低肩部，使病人从容抱扶照护者肩头，照护者仍抬扶年长者腋下。

○对于个矮的年长者，照护者放低身体，双手扶着年长者双手，或者照护者屈身与年长者双臂相扶，同侧脚共进退步行。

2.照护下的扶杖步行

有时，被照护者可使用扶杖行走，照护者需要在一旁做些协助的工作。

○扶杖行走照护时，照护者与年长者靠近，一只手扶住腋下，另一只手握紧手或肘部。若年长者有偏瘫，照护者一般站在偏瘫侧，握住年长者的手的力度要适中，过度用力紧握会让年长者紧张，动作需要轻柔。

○年长者伸出右脚，身体可以向右轻度倾斜。照护者也出右脚，此时照护者也会稍微右倾，连带年长者也会随之轻微向右倾。此时重心也会顺利地转向右脚，步行就可以顺利地进行。

○年长者伸出左脚，身体稍向左倾斜。照护者同时也出左脚，此时连带年长者身体稍微向左晃动，重心转移到左脚。如此反复进行。照护者步幅与年长者步幅相互配合。照护者可边走边喊口号鼓励病人多坚持。

一只手扶住腋下，另一只手握紧手或肘部。

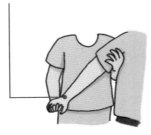

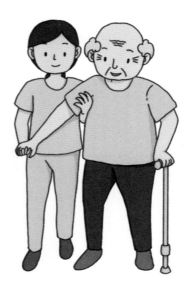

3. 自己利用抬举型步行器步行

❶ 把步行器向前方推出。

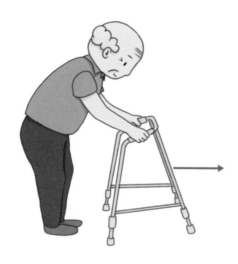

❷ 一侧脚向前迈出。

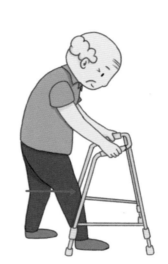

❸ 另一侧脚跟上，两脚并排。

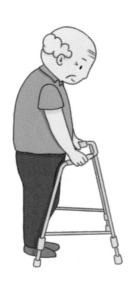

❹ 再把步行器前推，重复上面的动作。

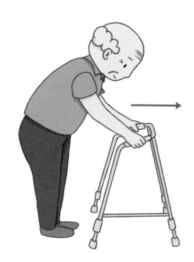

4. 在照护下利用抬举型步行器步行

① 把步行器向前方推出。

② 一侧脚向前迈出。

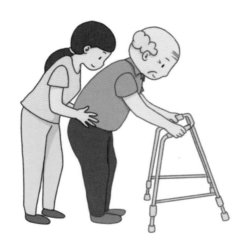

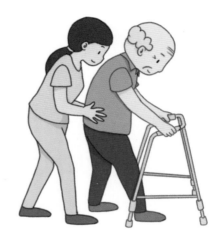

③ 另一侧脚跟上，两脚并排。

④ 再把步行器向前面推，重复上面的动作。

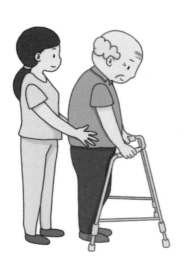

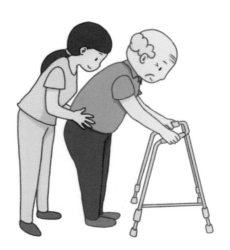

{第 *3* 章}

清洁的照护

　　久卧床榻的患者若得不到良好照护，可能个人卫生差、昏昏沉沉，不利于患者的心理和生理健康。为了让患者有好的健康状态和精神面貌，通过周到的日常照护使患者保持清洁和舒适十分重要。

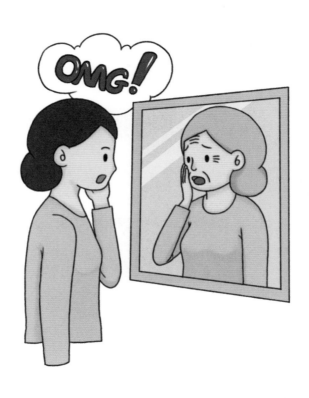

01 口腔清洁

口腔健康的标准是：牙齿清洁，无龋坏，无疼痛感，牙龈颜色正常，无出血现象。长期卧床的年长者比健康人更容易患上口腔疾病，这样会严重影响生活质量，所以需要重视口腔清洁。

1.卧床的年长者更易患口腔疾病

口腔中存在有数量庞大、种类繁多的正常菌群，弱碱性的唾液、食物残渣为正常菌群的繁衍提供合适条件。健康的人每天通过饮水、进食、刷牙、漱口等活动可减少、消除致病菌。但是对于长期卧床的年长者，身体的免疫系统功能已经下降，还有可能伴随有进食和饮水困难，口腔内环境发生变化，有细菌大量繁殖依附于牙齿表面而形成菌斑，且发酵多糖产生大量的酸，酸碱度下降至4.5左右，使得牙釉质和牙质脱钙而造成龋齿以及多种口腔疾病。

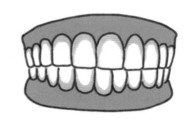

2.口腔护理前自查

◎口腔卫生

口腔内有无食物残渣、牙垢、牙石。齿垢容易在牙齿与牙龈之间堆积，形成牙结石，是蛀牙与牙周炎的温床。

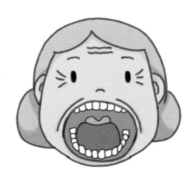

◎口唇

观察口唇有无干裂、出血、炎症及肿胀。

◎口腔黏膜

自然光线下，健康的口腔黏膜光洁、呈粉红色。观察患者口腔黏膜有无充血、肿胀、溃疡、破溃及颜色异常等状况。

◎牙齿、牙龈

检查牙齿数目，有无松动与疼痛，有无龋齿；牙龈有无发炎、出血；佩戴假牙的年长者还需要检查假牙是否舒适。假牙不适合很有可能磨损牙龈或者口腔黏膜；假如牙龈炎未能够及时发现、治疗，炎症很可能会向深层扩散而发展变为牙周炎，可动摇牙齿，甚至导致牙齿脱落。

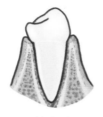 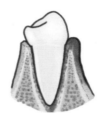 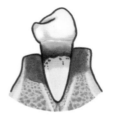

健康牙　　　　　　牙龈炎　　　　　　牙周炎

◎口腔异味

有无口臭以及特殊气味。腥臭味常见于牙周炎、口腔糜烂、化脓性扁桃体炎等疾病；有血腥味还可能是牙龈出血、上消化道出血或支气管扩张等疾病；糖尿病患者病情恶化时，口腔内会有烂苹果味；肾功能衰竭的病人口中有氨气味。

◎唾液

有无唾液过少、过多、黏稠等异常情况。

◎舌

观察舌体是否有损伤、肿大，颜色、舌苔、舌质是否正常。鼻部疾患常见舌体干燥，并伴随有张口呼吸、唾液缺乏；暂时性舌体肿大可能由舌炎、口腔炎、舌的蜂窝组织炎、脓肿、血肿、血管神经性水肿等疾病引起；维生素B_2缺乏会引起裂纹舌（地图舌）；舌面光滑、舌体萎缩变小，常见于缺铁性贫血、恶性贫血以及慢性萎缩性胃炎。

3. 如何选择牙刷、牙膏

牙刷、牙线的机械清洁作用是去除牙菌斑（龋病和牙周病的主要致病因素）的主要方法。牙膏作为表面活性剂和摩擦剂起到一定的辅助作用。

◎选择牙刷

应尽量选择刷头较小、刷毛柔软的尼龙牙刷。因为口腔的后牙区空间较小，大刷头牙刷很难进入磨牙后区，该区就会成为死角。儿童和老年病人的牙刷的刷毛要比成人牙刷更柔软。

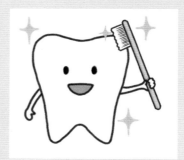

每次刷牙完毕，应将牙刷洗净、刷头朝上放入杯内，置于通风干燥处。一般认为刷毛变形时应该更换，但即使刷毛无明显变形时，用三个月左右也应更换牙刷，因为牙刷使用一定时间后，刷毛老化，弹性和硬度发生改变。此外，使用时间过长，刷毛会积存细菌，不利于口腔健康。

◎选择牙膏

牙膏是由多种无机物和有机物组成的，包括摩擦剂、洗涤发泡剂、黏合剂、保湿剂、甜味剂、芳香剂等。

牙膏的最基本功能是清洁口腔，广告标榜的美白、脱敏、止血等功效都只是辅助性功能，不必过分追求。

有的牙膏呈现透明或半透明彩色凝胶状，有的则是糊状的，虽然口味、质地都大不相同，但是起到的洁齿效果还是相同的。

每次挤出豌豆粒大小即可。

含氟牙膏是在普通牙膏的基础上，增加氟化物成分，具有明显的预防龋齿的作用。但是对于高氟地区的人而言，为避免过度摄入氟，一般不建议使用含氟牙膏。

4岁前的儿童，为防止在刷牙时吞咽牙膏，造成氟的过量摄入，最好不要使用含氟牙膏以及其他药物牙膏。

4. 年长者自己刷牙

　　能够自己刷牙的年长者，即便不能去卫生间，也要每天早晚坐在椅子或床上做好口腔清洁。刷牙前要准备牙刷、杯子、漱口盆、小镜子、毛巾，必要时可以使用电动牙刷和牙线。

❶ 正确握法，运用拇指前伸比"赞"的手势。

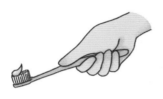

❷ 手持刷柄，将刷头置于牙颈部，刷毛与牙根部呈45°角，刷毛指向牙根方向（上颌牙向上，下颌牙向下），轻微加压，使刷毛部分进入龈沟，部分置于龈缘上。

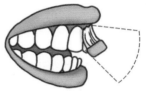

❸ 以2~3颗牙为一组，以短距离（约2毫米）水平颤动牙刷4~6次，以免动作幅度过大又变成横刷。

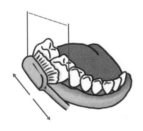

❹ 接下来是牙齿的内侧面，也使用同样的刷法。

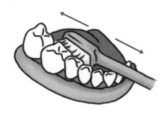

❺ 前牙内侧比较特殊，需要把刷头竖放在牙面上，使得前部刷毛接触龈缘或进入龈沟，做上下提拉颤动，自上而下拂刷，不做来回拂刷。刷下前牙舌面时，自下而上拂刷。

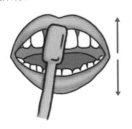

❻ 把牙齿分为了6个区域，保证牙齿正面，内侧面及咬合面都能够刷到。刷完后刷洗舌面，以减少有害菌。

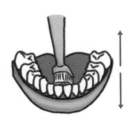

5. 勤漱口

勤漱口对于卧床的年长者十分重要。就餐或喝牛奶、含糖饮料后必须要漱口，可先用稀释的漱口水，再用牙刷清洁牙齿表面和牙缝内的残留物。中风、脑瘫、口腔内肿瘤术后或其他原因不能自己漱口的年长者，可用餐后饮水的方法代替漱口，即含一口温开水，冲洗上下牙齿及口腔两侧。

6. 使用牙线

使用牙线能够更加彻底地清除牙缝、牙龈内的食物碎屑和牙菌斑。

1 拉出约45厘米长的牙线（约为指尖到手肘的长度），在两手中指第二指节上轻轻绕几圈，中间保留10~15厘米。

2 用两手的拇指和食指把牙线绷紧，拇指在口腔外面，食指伸入口腔内，像拉锯一样将牙线放在牙缝间。

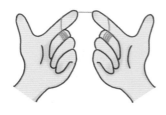

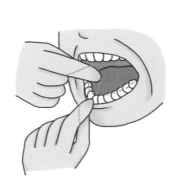

3 轻轻上下滑动牙线，清理牙齿内侧和牙龈内的食物残渣和牙垢。

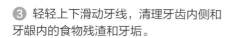

7. 口腔护理

意识不清或口内出血不能刷牙的卧床年长者，为保持口腔清洁、使年长者舒适和预防口腔感染，需要由照护者进行口腔护理。

◎ 物品准备

碗2个（分别盛放漱口液和无菌棉球）、弯盘（盛放废弃棉球）、镊子、弯止血钳、压舌板、纱布、吸水管、液体石蜡、手电筒、一次性垫巾。

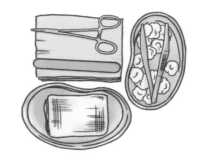

◎ 操作方法

❶ 年长者背部垫软枕，保持斜卧位，或仰卧头偏向照护者一侧，用毛巾围在前胸至头侧的范围，再铺一次性垫巾，防止水和分泌物从口腔流出浸湿床单和病人衣物。

❷ 让年长者先用吸管吸入温开水漱口（昏迷或神志不清年长者不能漱口，不需要进行此步骤），咬合上下齿，让温水在口腔内充分含漱、转动30秒以上，吐至弯盘内。

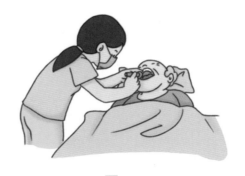

❸ 叮嘱年长者张口，照护者一只手持压舌板，另一只手持手电筒，观察口腔黏膜和舌苔情况，顺序为唇、齿、颊、颚、舌、咽。

❹ 照护者用镊子辅助，止血钳夹紧棉球，棉球应包裹止血钳尖端，蘸漱口液并使其干湿适度，擦洗口唇；年长者咬合上下齿，首先擦左侧牙齿外面，沿着牙缝纵向由上至下、由臼齿擦至门牙，相同的方法擦洗右侧外面；年长者张口，擦洗左侧上、下牙的咬合面、内侧面，同样方法擦洗右侧；擦洗上颚及舌面、舌下、口腔底部，注意不要触及咽部，以免引起恶心。

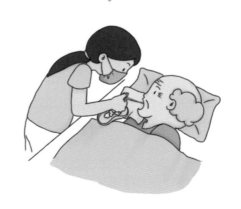

⑤ 每擦洗一个部位，就需要更换一次棉球，舌苔较厚或口腔分泌物过多时，需要用压舌板包裹纱布擦净分泌物。擦洗过程中动作一定要轻柔，以防碰伤黏膜及牙龈。

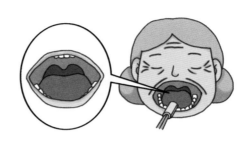

⑥ 用吸水管或用注射器沿口角将温开水缓缓注入，叮嘱年长者漱口，吐入弯盘内或由下侧口角吸出，用毛巾擦净口周、面颊。

⑦ 用液体石蜡湿润口唇及口角，左手持手电筒、右手持压舌板，检查口腔是否擦洗干净，有无棉球遗留，最后清点棉球，确认棉球数量和操作前数量相符。

常用漱口溶液有	
生理盐水	清洁口腔、预防感染
1%的过氧化氢溶液	抗菌除臭
1%-4%的碳酸氢钠溶液	抗真菌
0.02%的洗必泰溶液	广谱抑菌、干扰牙菌斑形成
0.02%的呋喃西林溶液	光谱抗菌、清洁口腔
0.1%的醋酸溶液	用于绿脓杆菌感染
2%-3%的硼酸溶液	防腐、抑菌
0.08%的甲硝唑溶液	用于厌氧菌感染

★ Tips ★

口腔护理注意事项

· 昏迷或神志不清的年长者禁止漱口，以免漱口液误吸引起窒息或吸入性肺炎。
· 为昏迷年长者擦洗口腔时可用张口器，牙关紧闭的年长者不可用暴力使其张口。
· 观察口腔时，对于长期使用抗生素的病人，应该注意观察是否存在有真菌感染。
· 擦拭牙齿过程中，棉球不能过湿，防止多余的水分造成误吸，操作前、后要注意清点棉球数目并且确保一致，以免把棉球遗留在病人口腔内。

8. 护理活动义齿（假牙）

◎使用假牙清洁剂

　　假牙上的食物残渣也会滋生细菌，还会引起口腔和牙龈炎症，所以假牙和真牙同样需要清洁护理。不少佩戴假牙的老年人用牙膏清洁假牙，这样做其实是错误的，牙膏中的摩擦剂会损伤假牙表面，更加利于细菌繁殖，不仅缩短假牙的使用寿命，还会容易造成牙周病、口臭、口腔溃疡以及"义齿性口炎"等。

○活动假牙每次进食之后摘下用清水冲洗即可，可以在清洗时用软布进行擦拭或者软细毛刷轻刷。

○晚上睡觉前把假牙摘下，使用专业假牙清洁片、假牙清洗剂来清洗，然后再放于特定的冷水杯中，每天换水1次，次日早上用清水冲洗后即可再次佩戴。

○注意不需要过度摩擦假牙与牙龈、口腔黏膜的接触面，以避免损耗假牙。

◎注意清洁真牙

　　真牙对于假牙的稳定及其功能的发挥是至关重要的。先把活动假牙取下，然后再用软毛牙刷、牙线等工具及牙膏、牙粉等清洁剂对剩余的真牙也进行清洁。

◎口腔按摩

　　口腔按摩可刺激血液循环，增强口腔黏膜组织抗损伤、抗感染的能力。把拇指、食指放在牙龈两侧，用一压一松的动作按摩，上颚也要按摩到。

◎口腔清洁步骤

○照护者戴手套。
○先取下假牙，再取上假牙。
○用海绵牙刷清洁残存的牙齿，注意清洁牙龈、口腔黏膜和舌头。
○安置老人于舒适体位，最后将假牙清洗后再妥善保管。

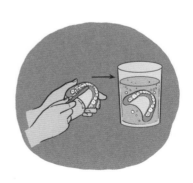

洗脸、剃须

　　长时间卧床的年长者，若得不到良好照护，衣冠不整、昏昏沉沉，不利于年长者的心理和生理健康。为了让年长者有好的精神面貌，洁面、剃须，保持清洁和舒适非常重要。

1. 年长者自己洗脸

　　有一定自理能力的卧床年长者，应该尽可能自己洗脸。有行走能力的年长者自己走到洗面台，坐在椅子上洗脸；不能离床但可坐起者在床上洗。为了不弄湿衣服和寝具，可在床上放小床桌，铺塑料布或大塑料袋，再铺浴巾，以避免水珠飞溅。给年长者戴上塑料围裙和套袖，照护者将水盆置于胸前小桌上，冬季水温可以稍高，40℃左右为宜，夏季应比体温低一些，在32~35℃之间最舒适。若衣服弄湿了，为了防止着凉，要尽快换衣服，所以替换的衣服需要触手可及。

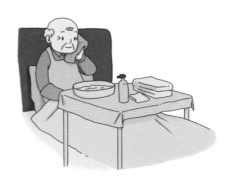

2. 由照护者帮助洗脸

　　用温热的湿毛巾帮助年长者擦脸。擦洗顺序是：

1　从内到外，从内眼角再到外眼角。
2　从额头到面颊口周再到下巴，像描S形擦拭。
3　依照鼻子、耳朵的周围、脖子、下巴的下方的顺序擦拭，皱纹的皱褶也不要漏掉。

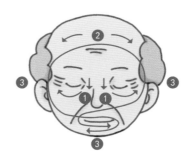

3.擦除眼屎

卧床的年长者经常会出现有眼屎，如果长时间不处理，也有可能引起结膜炎。擦拭操作方法如下：

1. 用湿润的纱布，从内眼角向外眼角擦拭。
2. 一只眼擦好后，折叠纱布，用干净的面再擦另一只眼。
3. 原则上毛巾、纱布擦过的面不要用第二次。
4. 若眼屎已经干燥硬结，先用温水湿润的纱布覆盖眼部，等待眼屎软化之后再擦去。
5. 有干眼症的年长者擦拭后用眼药水滴眼。

4.剃须

1. 剃须前用热的湿毛巾敷脸1分钟，会让皮肤变得柔软，并软化须根。
2. 涂抹香皂水、剃须啫喱或剃须泡沫，以防止刮伤，同时还能深入软化胡须，使剃须更彻底。
3. 先刮去面颊上的胡须，然后再刮两鬓和脖子。剃须动作一定要慢、轻、柔。

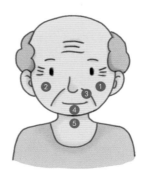

剃须的顺序是：从左至右，从上到下，先顺胡须生长方向剃刮，再逆向剃刮，最后再顺刮一次就可以基本剃净。不要东刮一刀，西刮一刀，毫无顺序地乱剃。

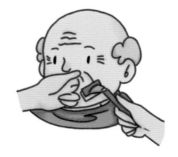

1. 如果年长者不能自己鼓腮，照护者将食指、中指并拢伸入年长者口中，垫起腮部刮胡须。
2. 剃须完毕之后，用热毛巾把泡沫擦净或用温水洗净后，再检查一下还有没有胡茬。
3. 剃须后应该注意皮肤保养，因为剃刮胡须时，对皮肤有一定的刺激，容易使皮脂膜受损，应该在剃须后用热毛巾再敷上几分钟，然后再选用须后膏、须后水或润肤霜外搽，保护皮肤。

03 床上梳头

经常梳理和清洗头发，能够及时清除油脂、头皮屑和灰尘，不仅能保护头皮和毛囊健康，也能维持年长者的良好形象，增强自信心、维护自尊心，对年长者的身心健康都有积极影响。多数年长者可自己梳理头发，但是长期卧床、关节活动受限的年长者需要照护者的帮助。

1. 梳头的目的

◎梳头是清洁头发的好方法

经常给卧床病人梳头，能清洁头发，去除头皮屑和脱落的头发，使头发清洁、整齐，改善病人的形象，同时也能维护卧床病人的自尊、自信。

◎梳头是保护头发的好方法

梳头能按摩头皮，改善卧床病人的头部血液循环和新陈代谢，促进头发生长的同时，也能在一定程度上预防脱发。

◎梳头是促进大脑运动的好方法

头部是人的神经中枢所在地，分布有很多重要穴位。梳头不只是对头皮按摩，还能刺激头颈部穴位，促进头颅内血液循环，使脑神经兴奋性提高，血管扩张，淋巴回流加快，从而改善颅内的供氧，减缓脑细胞老化进程，起到健脑防衰的作用。

◎梳头是可以增进感情的好方法

维护卧床年长者的自尊、自信，增进照护者与患者之间感情的交流，能够建立良好的家庭关系。

2.梳头的方法

◎梳头的顺序

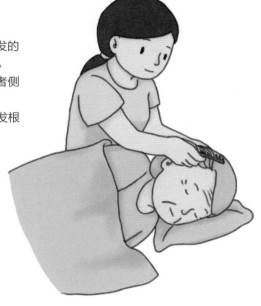

① 首先准备毛巾、梳子，长发的年长者另外需要牛皮筋或发绳。

② 把毛巾铺于枕头上，年长者侧头、背对照护者。

③ 照护者手握小股头发，由发根轻轻梳到发梢。

◎梳头时易遇到的问题

○长发或遇到打结时，要把头发绕在手指上慢慢梳通。

○如果头发纠结成团，可以用水或橄榄油润湿以后梳顺。

◎梳头结束后

○依次梳顺全部头发，按照年长者喜好梳理发型。

○放下毛巾，丢弃脱发，再清洗毛巾即可。

★ Tips ★

注意事项

· 不适宜用塑料梳子。塑料梳子易产生静电，应选择木质或牛角质地材料的梳子。

· 梳理头发动作需要轻揉，不可以强拉硬拽，以避免造成疼痛和头发脱落。

· 如果是长发应该从发梢梳理至发根，以便于梳通。

04 床上洗头

卧床年长者的个人卫生问题需要更加专业、更细心的护理。头发不能"脏了再洗"，每周要至少给年长者洗一次头，夏季应酌情提高洗头的频率。

1. 物品准备

充气式床上洗头盆1个（或大塑料布1块）、储水袋1个、毛巾2条、小毛巾1条、棉球2个、浴巾、大塑料瓶、水桶、温水、夹子、洗发水、吹风机。

2. 充气式床上洗头盆

储水袋内装好温度适合的热水，吊挂在床头高处。帮助年长者翻身到床的一侧，取掉枕头，铺设防水垫布，放好洗头盆，帮年长者取舒适的体位躺正。给洗头盆适量充气，把排水管下端放入污水桶内。

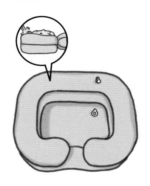

3. 洗头方法

使用充气式床上洗头盆时，用温水淋湿头发，用洗发水揉起泡沫，并且从发际向头顶方向轻轻抓、揉，然后再用温水冲洗净。

◎ **洗头结束后**

取出耳朵内的棉球，用遮眼睛的小毛巾擦净脸，用干毛巾擦去头发上的水，取下围绕在颈部的毛巾将头发包住，协助年长者躺卧正，头枕在浴巾上，取走大塑料布和水桶。帮助年长者擦干头发，再用吹风机吹干并梳理整齐，撤去浴巾和毛巾即可。

◎如果没有床上洗头盆

　　如果没有床上洗头盆，可以用大塑料布与塑料瓶代替，帮助卧床年长者头靠近床边，屈膝仰卧，松开衣领。先将大块塑料布铺设在卧床年长者身下，再在塑料布上面铺设洗澡大浴巾。将毛巾三折成长条形围绕在颈部，年长者面朝床内侧。将大块塑料布围在颈部用夹子固定，做成中间凹陷的水槽，下端放入水桶内，用塑料瓶盛装温水洗头，清洗操作同上。

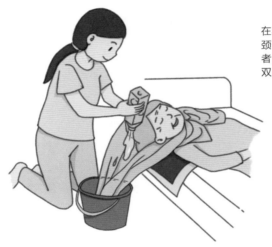

在年长者耳内塞小棉球，颈部围绕毛巾，叮嘱年长者闭眼，可用小毛巾盖住双眼。

★ Tips ★

洗头的注意事项

· 洗发前协助年长者排空大小便，向年长者说明清楚洗头的方法，使年长者与照护者有良好的配合。

· 为年长者洗头时，方法需要正确；动作需要轻柔、揉搓力度适中；掌握好水温，以免过热的水直接冲淋头皮造成烫伤，或水温过低会引起不适或感冒。

· 在洗头时室内温度需要适宜，冬季关好门窗，做好保暖工作，洗完后及时擦拭、吹干头发，以防止着凉。

· 保护被褥、衣物不被打湿，避免水流进年长者的眼睛、耳朵内。

· 洗发过程中注意观察年长者的反应和状态，如果出现不正常立马停止洗头，及时处理。

· 极度衰弱、头部外伤和颅内出血的年长者不适宜洗头。

05 沐浴

人的皮肤会不断地分泌脂类、排泄汗液，如果不及时清洗，则会增加感染机会，并且对皮肤创口产生一定的刺激。给卧床的年长者沐浴包括擦浴、淋浴、手足浴等，沐浴后要进行合适的皮肤护理。

1.选择清洁用品

照护者应该依据卧床年长者的皮肤状况（干燥或皮脂分泌旺盛、皮肤的完整性）和年长者的喜好、清洁用品的功效等因素综合考虑，选择合适的清洁和护肤品。通常选择一款香皂或浴液，一款护肤产品就可以。

◎洁肤香皂

洁肤香皂一般是皂基清洁剂，价格比较低廉，可有效清洁皮肤，用完之后感觉清爽，但是对皮肤的刺激性和伤害性相对比较大。

◎沐浴露

不同沐浴露的成分和制作工艺存在较大的区别，但是总体安全性算好，有利改善皮肤状况。目前，最好的清洁剂还是以氨基酸为表面活性剂的产品，是沐浴露类产品特有的。

◎温水清洗

对于皮肤特别干燥或有皮损的年长者，可以只用温水沐浴。

◎润肤剂

润肤剂可在皮肤表面形成保护层，以防止水分过度蒸发，达到保水、软化皮肤的作用。皮肤非常干燥的年长者可选择较为黏稠的润肤霜，皮肤状况比较好或环境空气湿润的可选择润肤露。

◎爽身粉

爽身粉的主要成分是滑石粉、硼酸、碳酸镁及香料等，沐浴擦干后轻轻抹在臀部、腋下、腿窝、颈下等皮肤褶皱处，能够吸收汗液、滑爽皮肤，也可以减少痱子、皮疹和褥疮的发生。

2. 全身擦浴

床上温水擦浴适合长期卧床不能自理、无法淋浴的年长者，能清洁身体，促进皮肤血液循环，有利于预防褥疮和皮肤感染。

◎物品准备

50%乙醇（酒精）、按摩膏、香皂、沐浴露、爽身粉、浴巾1条、毛巾2条、换洗衣物、被单、污水桶、脸盆。另外备一桶干净热水，水温47~50℃，根据年长者的年龄、习惯和季节来调节水温。

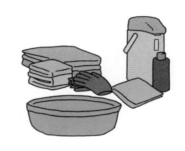

◎操作方法

1 擦浴前协助年长者排空大小便，向年长者说明清楚擦浴的方式、注意事项、如何与照护者配合，关闭门窗，保持室温舒适。把热水桶、污水桶都放在床旁，脸盆倒入半盆热水，放床边椅子上，方便清洗毛巾。

2 为年长者松开领扣，颈前铺浴巾，照护者将湿润的热毛巾包在手上，为年长者洗脸、颈部，依次擦洗眼（由内眼角至外眼角）、前额、鼻翼、面颊部、嘴、颈部、耳后至下颌，然后协助年长者侧卧，再用热水浸泡、清洗双手，或者仔细擦拭手指、手心和指缝。

3 帮助年长者侧身脱下上衣（先近侧后远侧，如果有外伤、偏瘫，先健侧后患侧），并铺浴巾。首先擦洗上肢，换上热水之后再擦洗胸、腹部，最后协助年长者背朝照护者侧卧，擦洗颈后、背部。观察骨骼凸起部位的皮肤，无明显发红、破损者用50%乙醇按摩，已经有压疮发生的，按不同程度上进行区别处理。擦洗完毕之后涂擦爽身粉，拿下浴巾，协助年长者穿上干净的上衣，仰卧。

4 帮助年长者脱下裤子，并且铺浴巾，依次擦洗会阴部、臀部及两侧下肢至脚踝。年长者两腿屈膝，把浴巾铺于床尾，放于热水盆泡脚、洗脚，擦干双脚之后涂擦爽身粉，穿上干净的裤子。

5 修剪指（趾）甲，梳头，更换干净的床单，最后清理用品。

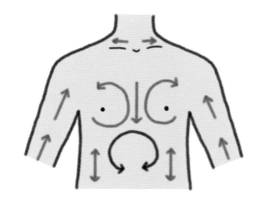

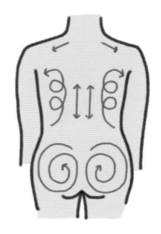

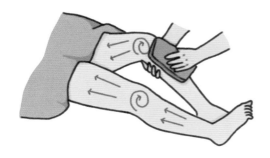

擦浴顺序：面部→两侧上肢→胸、背部→换水、换盆、换毛巾→会阴→臀部→下肢→足浴→换裤子。

★ Tips ★

注意事项

· 体质极度虚弱的年长者不要强求一次性擦拭全身，可以根据情况分次进行。

· 在擦浴过程中动作要敏捷，用力适当，按摩手法和力度需要正确。

· 室内温度较低时，穿脱衣服的方法要正确、迅速，以防止受凉。

· 水温需要适宜，腋窝、腹股沟和女性病人的乳房下等皮肤褶皱处要擦洗干净。

· 擦浴时要留意观察年长者情况，如果出现寒战、面色苍白、心跳加快、呼吸短促等情况，要立马停止操作。

· 用餐后不要立刻擦浴，避免翻动身体时造成年长者呕吐或影响消化。

3. 淋浴

可以离床但是不能长时间站立的年长者可坐在椅子上进行淋浴，若有专用的淋浴轮椅则更加方便。

◎物品准备

香皂或沐浴露、爽身粉、浴巾1条、毛巾2条、换洗衣物、淋浴椅。

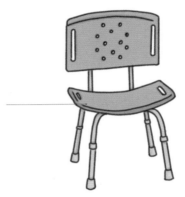

沐浴椅要选择稳固、防滑的椅子。

◎操作方法

1 淋浴前照护者要准备好所有需要物品，确定好浴室温度和水温，不可以太热也不可以太凉，把淋浴椅放在花洒下。

2 让年长者肩部披洗澡毛巾，坐在椅子上，自己手持花洒或由照护者从脚开始向上淋浴，外阴部也要冲洗，冲洗干净后再用桶装热水给年长者泡脚。

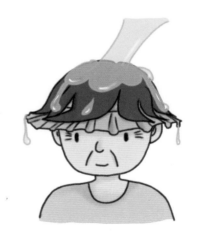

3 用涂有香皂或沐浴露的湿毛巾擦洗皮肤、腋下、手指、脚趾间和皮肤褶皱部分需要仔细擦洗，冲净泡沫。

4 在浴室将年长者初步擦干，离开浴室之后再仔细擦干，换上干净的衣物，协助年长者吹干头发。

5 洗头发时，若年长者上半身不能够向前倾，可以戴洗发帽。

4. 手足浴

不能全身沐浴时，可进行手足浴。手足浴除了起到清洁作用外，还可使全身温暖、促进血液循环。对于肢体瘫痪的卧床年长者，在手足浴的同时施以按摩，起到预防和改善手、足挛缩的作用。睡觉前的足浴还有促进睡眠的功效。因此，对于卧床的年长者尽可能做到一天一次手足浴。

◎ 物品准备

40℃左右的温水、大浴巾、白线工作手套或擦澡巾（方便搓洗手足心、指间的污垢）、沐浴液或香皂、大塑料布、洗脸盆或水桶。

◎ 手浴的步骤

① 坐位时温水浸泡双手约10分钟，卧位时先浸泡一只手，再换位浸泡另外一只手。
② 搓洗净掌心、指间并且按摩，必要时可用沐浴液。
③ 用比浸泡双手时稍热的温热水进行冲洗。
④ 用干毛巾擦干。

◎ 坐位足浴的步骤

① 地板上铺塑料布，上面再铺浴巾，塑料水桶或洗脚盆内放入40℃温热水，再用大塑料口袋包裹。
② 协助年长者保持稳定的坐位。
③ 年长者双足浸入水中之后，再浸泡约10分钟。
④ 解开塑料袋口，搓洗、按摩、冲洗之后擦干。

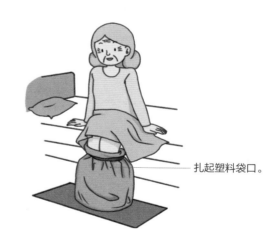

扎起塑料袋口。

◎ 卧位足浴的步骤

① 洗脚盆内倒入温水，如前用塑料口袋包裹。
② 床上铺塑料布，上面再铺浴巾，放好洗脚盆。
③ 年长者在床上平卧，双膝屈曲、立起，可用棉垫或者毛巾支撑。
④ 年长者双足放入水中，扎起塑料袋口，浸泡约10分钟。
⑤ 解开塑料袋口，搓洗、按摩、冲洗后擦干。

5. 沐浴后的护理

沐浴结束完并不是万事大吉，还有很多后续工作需要完成，比如要观察老人家皮肤和身体状况、皮肤的护理、修剪指甲和清理耳朵等。

◎观察皮肤状态

健康的皮肤应是温暖、柔嫩、不干燥、不油腻、无潮红和破损、无肿块或其他疾病症状。在为卧床年长者沐浴清洁皮肤时，应该通过视觉以及触觉对皮肤进行观察，是否存在有皮疹、红斑、破损等，发现不正常就要及时去医院就诊。

◎涂抹润肤霜或爽身粉

秋冬季年长者皮肤容易干燥、瘙痒，经常抓挠会造成皮肤损伤，在沐浴之后就要涂抹润肤霜，皮损处酌情涂抹药膏。夏季室内温度高、年长者出汗多时，可以在会阴、腋窝、皮肤皱褶及汗腺发达部位扑洒些爽身粉，但是褥疮破溃处禁止使用。

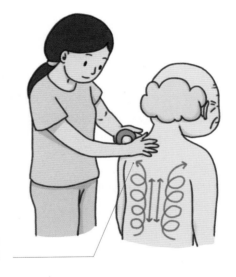

涂抹润肤霜的顺序是从下往上，打圈涂抹，可轻柔按摩肌肤。

◎梳头、剪指甲、清理耳朵

沐浴之后尽快吹干头发并且梳理整齐，以防止受凉。经过沐浴时热水浸泡，指甲软化易于修剪，耳垢也会软化，可以轻轻地使用棉棒擦出。若用挖耳勺动作一定要轻缓，避免刮伤内耳道甚至鼓膜。

06 会阴部护理

　　由于会阴部属于隐私部位，照护者要督促有自理能力的年长者自己清洁护理。不能自理的，照护者要向其说明必要性，消除紧张的情绪，进行会阴护理的动作一定要轻柔，让年长者感到舒适。

1.观察会阴部卫生情况

进行会阴护理之前，首先要观察年长者会阴部的情况：

○有无水肿、炎症等感染现象，有无外阴瘙痒。
○皮肤完整性，有无溃疡、赘生物或肿块。
○皮肤的颜色、湿润程度，有无萎缩、增厚或变薄。
○女性年长者阴道是否存在有流血，白带量、色、味、质是否正常。
○男性年长者龟头处有无红肿，分泌物颜色、气味，阴囊大小、有无异常肿块。
○肛门有无痔疮或痔核脱出。

2.会阴部清洁

　　由于会阴部特殊的生理结构，尿道口是相对最干净的部位，肛门是相对不干净的部位，在进行会阴部清洁时，应该由前向后先擦洗尿道口，后擦洗肛门，以防止发生感染。

◎物品准备

　　橡胶床单或大塑料布、浴巾、毛巾数条、50~60℃温开水1盆。

◎男性年长者的会阴部擦洗法

① 协助年长者仰卧，脱掉裤子，再用浴巾盖住年长者下半身，照护者戴上一次性清洁手套，把毛巾用温开水浸湿、拧半干。

② 一只手提起阴茎，退下包皮，另外一只手取专用的热湿毛巾，擦洗龟头和包皮内侧。

③ 沿阴茎向下擦洗，注意清洁皮肤褶皱、阴囊内侧的污垢，轻轻托起阴囊，再用毛巾擦洗大腿根部的皮肤褶皱处。

④ 换上洗臀部专用的热湿毛巾，协助年长者侧卧，照护者一只手将年长者臀部分开，一只手拿毛巾擦洗肛门及周围，擦洗完成后帮助年长者穿裤子。

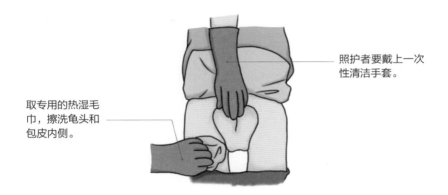

照护者要戴上一次性清洁手套。

取专用的热湿毛巾，擦洗龟头和包皮内侧。

◎女性年长者的会阴部擦洗法

① 把橡胶床单或大塑料布铺在年长者臀部下，帮助年长者仰卧，脱掉裤子，把上衣推至腰部以上，再用大浴巾盖住露出的部分，照护者将毛巾用温开水浸湿、拧半干。

② 左手轻轻合上病人小阴唇，右手从前向后擦洗大、小阴唇之间的皮肤。

③ 分开小阴唇，依照顺序擦洗尿道口、阴道口、小阴唇、大阴唇、会阴、肛门，每擦洗一处都要把毛巾翻面。

④ 用热湿毛巾擦洗肚脐周围、臀部侧面及大腿上部，擦洗完成后帮助年长者穿好裤子。

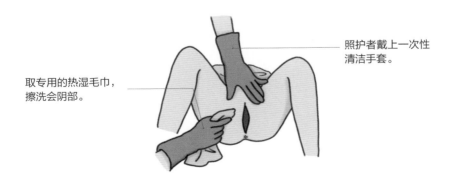

照护者戴上一次性清洁手套。

取专用的热湿毛巾，擦洗会阴部。

3. 会阴部冲洗

◎ 物品准备

便盆、橡胶床单或大塑料布、浴巾、毛巾、50~60℃温开水1盆、塑料瓶数个、外阴洗剂、镊子、无菌棉球。

◎ 操作方法

1. 在干净的塑料瓶里倒入一些外阴专用洗剂，兑温开水，摇匀备用。
2. 把热湿毛巾卷成长条，横放在病人下腹部，以防止水逆流弄湿衣服。
3. 把橡胶床单或大塑料布、浴巾铺在病人臀部下，脱下裤子，将便器放在病人臀部下，擦净肛门。
4. 照护者一只手拿塑料瓶，另外一只手拿镊子夹棉球或长棉签，从前向后边冲水边用棉球擦洗。
5. 外阴洗剂冲洗之后，再用清水冲洗净，把会阴部彻底擦干，拿走便器，帮助年长者穿上衣裤。

★ Tips ★

注意事项

· 进行会阴部冲洗应该动作轻柔，从前向后冲洗，同时观察有无皮肤发红、水肿、分泌物、肿块等异常现象。

· 发现大小便失禁的年长者臀部出现发红现象时，可以涂上凡士林油、四环素药膏或氧化锌软膏等，夏天还可以扑些爽身粉。

· 女性年长者用无菌纱布堵住阴道口，以避免污水进入阴道引起感染。

· 冲洗液和清水温度要适合，以防止烫伤并且注意保暖。

· 照护者每次为年长者冲洗会阴的前、后都要彻底洗手。

07 更衣

根据年长者的病情不同，可采取不一样的更衣方法。病情稳定可采取半坐卧位或坐位更换，卧床可采取轴式翻身法更换。

1.穿衣

① 照护者的手套进上方手臂一侧的衣袖，握住年长者的手，把衣袖套进年长者对应的上肢。

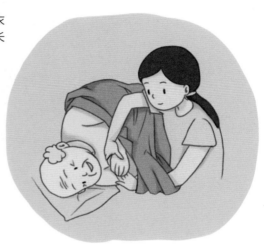

② 在年长者背后把衣物折叠，掖到身体下面。

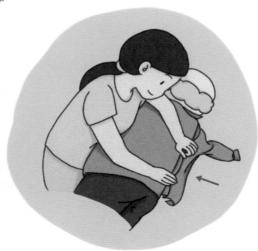

❸　翻身呈仰卧位，抽出压在身下的上
衣，再穿上另一侧的衣袖。

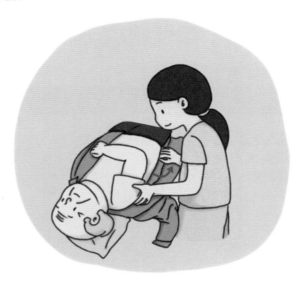

❹　抚平衣服褶皱，扣好扣子。

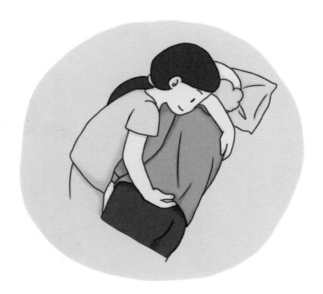

2. 脱衣

◎操作方法

① 解开扣子，脱下一侧肩部衣襟，解松衣服。

② 脱下对侧衣袖，卷起，掖到年长者身下。

③ 年长者上肢放于腹部，向已褪下衣袖的一侧翻转身体。

④ 再从身体下抽出衣服，褪下另一侧衣袖。

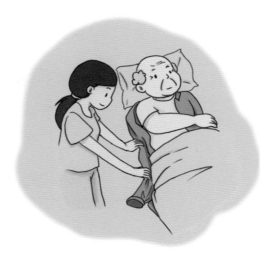

3. 穿裤

◎操作方法

① 照护者用手先把年长者两侧腿分别套进对应裤腿中。

② 上拉裤腿至腰部。

③ 交替抬起左右腰部，提起裤腰。

④ 抚平褶皱。

4. 脱裤

◎操作方法

① 让腰部可抬起的年长者抬起腰部后，脱下裤腰。

② 不能抬腰配合的年长者，照护者均抬起左右侧的腰部，依次脱下左右侧的裤腰。

③ 褪下裤腰至膝盖以下。

④ 抬起脚后跟，脱去裤腿。

08 更换床单

卧床的年长者每周至少要更换1~2次床单，被尿、便污染时要随时更换。干净的床铺能让年长者和照护者都感到舒适。

◎操作方法

1 关好门窗，移开床旁的桌椅，把枕头移向床内侧，帮助年长者翻身至床内侧。

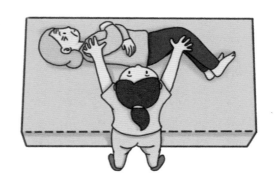

2 把旧床单的边角拽出，卷起来塞到年长者身下，用床刷扫干净下层的褥子。

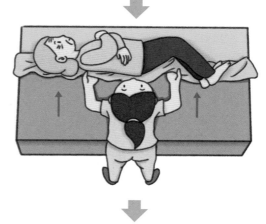

3 将干净的床单铺好半边，另一半塞到年长者身下。

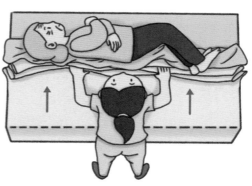

④ 帮助年长者翻身至已经铺好床单的一侧。

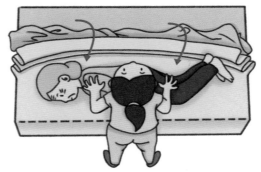

⑤ 把旧床单卷起来拿走，扫干净下层的褥子，铺平剩下的半边新床单，帮助年长者仰卧，取出枕头更换枕套并且放回原位，拉平床单，把四个边角塞进床垫下固定。

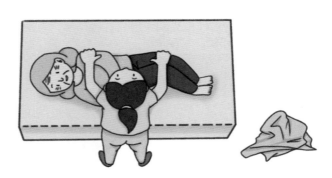

★ Tips ★

注意事项

· 在更换床单时，照护者动作需要轻柔，避免用力拖拽、拉、推年长者。

· 更换的床单一定要保持平整，避免床单褶皱处压迫皮肤，更换之后让年长者处于舒适的卧姿。

· 大小便失禁的卧床年长者，可以用防水床单或小床单铺在容易弄脏的部位，以避免弄脏下层的褥子、床垫，容易被清理。

第 4 章

如厕的照护

　　如厕是生活中最为隐私的部分之一，尊重、保护年长者的隐私，使其尽量排便自理，或者安心接受护理，不憋尿、憋便，是如厕照护的重点。

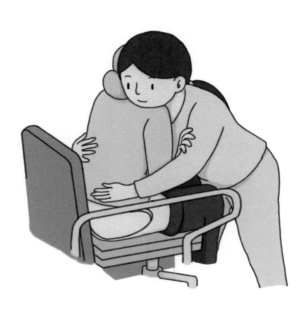

01 排泄方法的选择

根据老人的身体机能状况和运动能力，选择适合的如厕方法。也可使用多种方法相结合的方式，进行细致的如厕照护。

◎ 厕所

有尿意、便意，可以站立、可以保持坐位，可以走去厕所的人（包括独立、依靠帮助、坐轮椅等才可以移动到厕所）。

> 尽量让年长者独立去厕所，独立排泄。

◎ 便携式便座

可控制排便、排尿，可保持坐位、可从床上起身（包括照护）但是无力走到厕所的人。

> 白天正常利用厕所，在晚上可以考虑就近在床边利用便携式便座如厕。

◎ 便器、尿器

可以控制排便、排尿，但是无法保持坐位的年长者。

> 无法保持坐位的人利用尿器、便器排泄。如果可以独立脱穿衣裤，独立放置尿器、便器则最好，还可以减轻照护者负担。不可能独立时，才需要照护。

◎ 尿裤

没办法控制排便、排尿；夜间为省事不得不用尿裤的人。

> 因为使用者的情况，所以应选择不同的尿裤，购入时要考虑男女、能否活动、尿量多少等情况。可以先买少量样品试用，最终选择适合的尿裤。

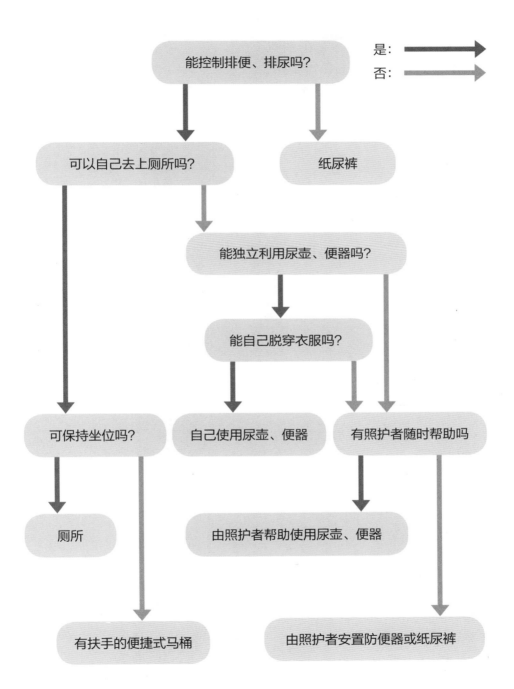

是:

否:

能控制排便、排尿吗?

可以自己去上厕所吗?

纸尿裤

能独立利用尿壶、便器吗?

能自己脱穿衣服吗?

可保持坐位吗?

自己使用尿壶、便器

有照护者随时帮助吗

厕所

由照护者帮助使用尿壶、便器

有扶手的便捷式马桶

由照护者安置防便器或纸尿裤

02　使用便携式马桶

便携式马桶有家具式木制的和塑料制轻便型的两种，可以根据年长者的状况来选择。

◎选择要求

基本要求是保持坐位稳定，要有靠背以及扶手；为方便从床上移动到便座，扶手应该能够拆下；为方便起坐，便器高度应该能够调节。

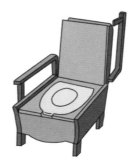
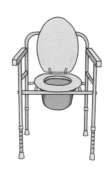

◎放置位置

年长者可行走时，马桶放在卧室墙角，前方用屏风或隔帘遮挡。走动不便的，可以将便器放于床边与床平行，把卫生纸放在随手可拿到的地方。

◎清洗

使用之后立即取出便桶清洗。粪便倒掉以后，再用清洗剂清洗，喷消味剂，在桶底放上几张卫生纸，可避免下次使用时尿、便溅出。

◎可以站立者使用便携式马桶

① 从床上靠扶手站立起来，脱掉裤子。
② 依靠扶手向便器移动，坐下来排便。
③ 身体稍微向前倾，一只手扶着扶手保持姿势的稳定，抬起臀部，擦拭干净。

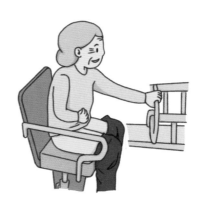

◎依靠照护使用便携式马桶

1 照护者位于年长者前方，右腿膝盖插入年长者两膝盖之间，让年长者抱住照护者，照护者抱住年长者裤腰后方，口中喊口号，用力使年长者站立起来。

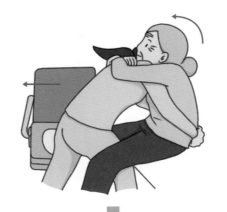

2 照护者靠近年长者站立，等待年长者站稳定之后，帮助其转身。

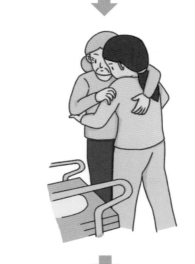

3 照护者站立靠近年长者，褪下年长者裤腰。

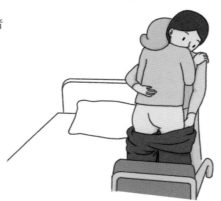

④ 裤子褪到大腿以下时，扶年长者退后使其侧靠近马桶。

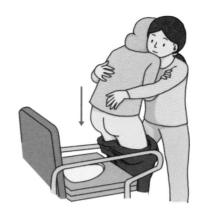

⑤ 靠近年长者，使其缓慢坐在马桶上。

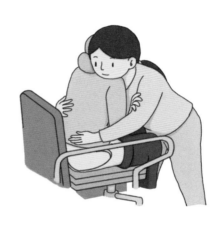

⑥ 把裤子褪到膝盖以下。用毛巾盖在年长者腿上。年长者在排便时，照护者退出回避。

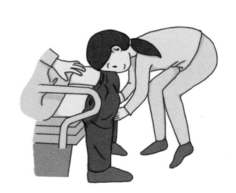

03 使用尿壶

尿壶分为男、女用，但是女性年长者通常使用便器代替尿壶。

◎能够自己使用尿壶的年长者

能够自己使用尿壶的年长者，能够坐起则坐在床边使用尿壶，不能够坐起的，可侧卧在床上使用。

◎需要照护者帮忙的年长者

① 需要照护者帮忙的，年长者表达有尿意，照护者可将其裤子脱至膝盖。
② 排尿时间如果较长，可用浴巾盖住年长者下腹部，以避免受凉。
③ 尿毕，照护者一手拿着卫生纸擦拭，另一只手取出尿壶。

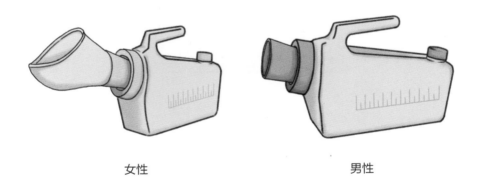

女性　　　　　　　　　　　　男性

★ Tips ★

注意事项

· 女患者可用女式尿壶紧贴外阴接取尿液，男患者可将尿壶放在合适部位接尿，或用阴茎套连接集尿袋，接取尿液，但此法不宜长期使用。

04 使用便器（在便器和轮椅之间移动）

当年长者不能去厕所排便，需在床上排便时，正确使用便器，对方便年长者生活与舒适安全起着重要作用。

◎需要照护者帮忙的长者

① 把隔尿垫放在年长者臀部下，帮助年长者脱下裤子，照护者一只手托年长者臀部，并且叮嘱其屈膝、抬高臀部。

② 另外一只手把便器放于臀部下，开口朝向年长者足部。

③ 再用卫生纸盖住年长者下体，以防止尿、便溅出。

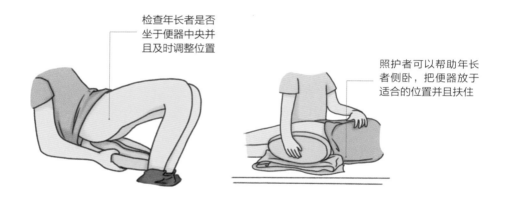

检查年长者是否坐于便器中央并且及时调整位置

照护者可以帮助年长者侧卧，把便器放于适合的位置并且扶住

◎排便结束后

① 排便完毕之后，照护者帮助年长者清理干净肛门和会阴部，将卫生纸丢扔到便器中。

② 让年长者双腿用力把臀部抬起，照护者一只手帮助年长者抬腰，另外一只手取出便器，盖好放在一边。

③ 帮助年长者穿上裤子，再去清理便器。

★ Tips ★

注意事项

· 若排便时间比较长，请用浴巾或小被子盖住身体，以避免年长者着凉。

· 照护者把卫生纸放在年长者能够拿到的地方，暂时离开，或拉上床旁的隔帘，让年长者自行排便。

05 使用纸尿裤、尿片

穿尿裤是最后的照护手段，对卧床不起并且照护者不能够随时协助年长者排泄时，才能够使用。开始使用尿裤时，年长者在心理上都会有所抵触，可从使用尿片开始慢慢过渡，并且注意开导年长者。在选择尿裤、尿片时，首先要考虑年长者性别、能否活动、尿量多少等情况，再根据年长者情况选择最适合的产品。

◎ 选择尿裤、尿片

尿裤分为布质和纸质两种。布尿裤柔软、贴身，还可反复清洗使用，比较经济实惠；纸尿裤只能一次性的使用，有吸水量大、不回渗的特点，所以医生常常推荐将纸尿裤配合着尿片一起使用。一般成人纸尿裤结构上从内向外分为三层，内层紧贴皮肤，由无纺布制成；中间层为吸水绒毛浆，添加有高分子吸水剂；外层是不透水的塑胶膜。在进行选购时主要看产品的质量和规格，还要考虑纸尿裤的锁水能力、透气性、弹性、防漏设计等。

吸收量

○尿液的流量速度比较快，需要纸尿裤拥有超强的吸收能力，才能够防止尿液外漏。

是否防回渗、防褥疮

○褥疮是卧床的年长者最为常见的并发症之一，难以治愈并且极容易复发，尿失禁年长者一旦护理不周就有可能饱受褥疮的困扰。

表层是否柔软

○尿失禁年长者的皮肤非常脆弱，纸尿裤的表层材质必须柔软，不伤害到年长者的肌肤。

是否贴身、有效防漏

○纸尿裤穿戴一定要舒适贴身，不管年长者走动、翻身，都不能出现侧漏、后漏的问题。

★ Tips ★

节省纸尿裤的方法

由于纸尿裤相对来说比较贵，频繁更换不经济实惠，在尿量比较少的时候，可选择普通内裤+尿片；尿量比较多时，选择尿裤+尿片，把尿片的防漏层用刀划破，贴在尿裤上，尽量勤换尿片，用来延长尿裤的使用时间。

尿量很少：普通内裤+尿片

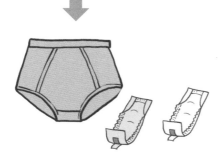

尿量较少：防漏内裤+尿片

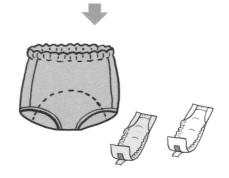

尿量稍多：尿裤+尿片

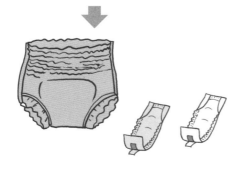

尿量较多：尿裤+大尿片+小尿片

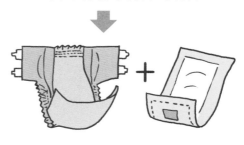

尿量很多：尿裤+2大尿片 +小尿片

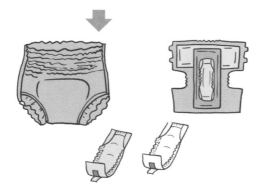

★ Tips ★

照护要点

女性年长者通常尿液会流向臀部，所以尿片不要放于尿裤正中，需要移向后方一点；男性年长者用尿片包裹阴茎，再穿上尿裤，这样防漏效果会更好。

◎更换尿片

○把年长者的裤子脱到膝盖，打开尿裤。

○把尿湿的尿片卷起，拿走。

○年长者抬膝，不管是否有污物，都要用准备好的热湿小毛巾仔细擦拭。毛巾擦拭过的面不能再去擦别处。

○铺新的尿片，让年长者稍侧身，新尿片要从腰上部向下铺好。

○把年长者改平卧位，再拉直尿片使之与阴部紧紧贴合，女性凸折，男性凹折。

○尿片不能包得太紧，使年长者的大腿根部与尿片边缘留出两指空间，合上尿裤。

◎更换尿裤

○尿裤向前在股间卷起，将裤子褪到膝盖下，揭开固定胶带，解开尿裤。

○把一侧的尿裤向背部卷起，掖到身下。

○年长者转身侧卧，用热湿毛巾擦拭清洁阴部和臀部。注意有无皮肤溃烂、皮损、褥疮。

○请年长者保持侧卧，快速取出不干净的尿裤，更换新尿裤。

○把年长者平卧，把新尿裤压在身体下面的部分拉出，左右均等展平。

○按上述的方法衬上尿片，掌握好松紧程度（两指），再粘合上尿裤。

◎使用尿裤、尿片的注意事项

○每2~3小时观察一次排泄状况，把握年长者的排泄规律。

○发现有尿、便，尽快更换尿片或尿裤。

○更换时注意年长者的隐私，必要时用浴巾遮盖下身，快速更换。

○更换时注意检查大腿根部、会阴、肛门等处有无皮肤破损或褥疮。

○注意抚平尿裤的褶皱，避免褶皱处压迫皮肤，引起褥疮。

○换下的尿片、尿裤卷起尽早处理，并且开窗通风换气。

第 5 章

饮食的照护

对于年长者而言，平时缺乏活动，合理而营养均衡的饮食尤其重要。假如家人能够为卧床的年长者准备合适的营养配餐，会对年长者的病情恢复和治疗十分有利。

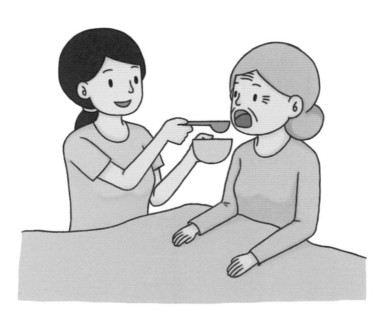

01 均衡饮食的重要性

年长者只需要按照多元化的饮食原则进食，便可摄取足够营养，至于个别年长者由于未能通过食物摄取所需要营养的，可考虑运用营养补品用以补充营养，但是服用之前，应该先咨询医生或者营养师的建议。

◎保持低脂低荤高纤维饮食

保持低脂低荤高纤维的饮食，蛋白质可吃但是必须适可而止，特别是一定要减少动物性蛋白质的摄取。

低脂食物

○肉类：烤牛肉、煮牛肉、牛肝、羊肉、鸡肉等。
○鱼类以及其他海产品：鲤鱼、鲟鱼、比目鱼、蛤肉、蟹肉、虾、牡蛎等。
○蔬菜：茄子、鲜扁豆、莴笋、土豆、菠菜、花椰菜、胡萝卜、白萝卜等。
○水果：所有的水果以及果汁（新鲜的、罐装的或冰冻的都可以）
○乳制品：脱脂牛奶（鲜奶或奶粉）、人工奶油、家用奶酪等。
○面包和谷物：大米、面包、通心粉、咸苏打饼干、玉米粉等。
○调味品：蜂蜜、果酱、番茄酱、生姜、芥末、咖啡、茶等。

高纤维食物

○水溶性纤维：含有果胶类的水果和蔬菜，如苹果、梨子、橘子、香蕉、土豆、红薯等。
○不溶性纤维：糙米、小麦面、胚芽米等谷类，以及豆类、叶菜类、水果的果皮等。

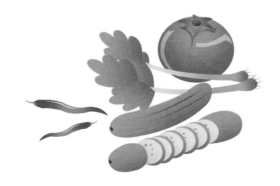

◎高碳水化合物低蛋白质饮食

年长者要保持高碳水化合物、低蛋白饮食。应该多吃谷类和蔬菜瓜果。通常每日吃300~500克的谷类食物，如米、面、杂粮等，因为从谷类食物中主要能得到碳水化合物、蛋白质、膳食纤维和维生素等营养，且能获取身体所需要的能量。

奶类富含丰富的钙质，钙是骨骼构成的重要元素，对于易发生骨质疏松和骨折的年长者而言，每日喝1杯牛奶或者酸奶是补充身体钙质的极好方法。

值得注意的是，年长者对蛋白质的摄入量一定要有所限制，以每千克体重0.8克为宜。年长者的症状睡眠后减弱，全天蛋白质分配应该白天少，晚餐适当增多。

◎饮食搭配，也有大学问

主食是主要的能量来源，也是碳水化合物的主要来源。主菜应该以鱼、肉、蛋为主，配菜则需要补充维生素和矿物质。

每日早、中、晚三餐按时进餐当然很重要，但年长者食欲不佳的时候也不需要勉强，可在想吃的时候吃一些，少食多餐，用以保证营养。

饭菜量适宜少，品种适宜多。由于患者的进食量不多，这样吃可平衡营养。

主食

〇米饭、面食等是能量的最主要来源。米饭还是重要的碳水化合物来源，所以可提倡一日有一餐是米饭。

主菜

〇选择鱼、肉、蛋、大豆等蛋白质丰富的食品。鱼和肉要均衡摄取，用来增强造血功能和肌肉力量。早餐还要有蛋和大豆制品，午、晚餐要有鱼或肉才能增加精力。

配菜

〇以青菜、菌类、芋薯类、海藻类为主要食材。多吃富含维生素、矿物质、膳食纤维等丰富的食品，使得身体的各种机能保持正常。

乳制品、水果

〇以乳制品、水果作为点心，可补充维生素和钙质。

02 照护饮食的注意事项

对于不同类型的年长者，其饮食类型也有不同的要求。下面就为您介绍年长者的饮食应注意的问题。

◎食物多样化，轻松进餐

一日的饮食中食物应多种多样，包括谷类、蔬菜瓜果类、奶类或豆类、肉类等。多样化食物能够满足身体对各种营养的需要，也使得饮食本身富有乐趣，在轻松的环境和氛围中进餐，会让饮食成为一种生活享受。

◎多吃谷类和蔬菜瓜果

年长者需要多吃些谷类食物和蔬菜瓜果。一般而言，通常每日吃300~500克的谷类食物，例如米、面、杂粮等。从谷类中主要是能够得到碳水化合物、蛋白质、膳食纤维和B族维生素等营养，并且能够获取身体所需要的能量。

◎适量吃奶类和豆类

奶类富含丰富的钙质，钙是构成骨骼的重要元素。因此，对于易发生骨质疏松和骨折的年长者而言，每日喝1杯牛奶或酸奶是补充钙质的最好方法。

◎限制吃肉

选择精瘦的畜肉、禽肉或者鱼肉。1个鸡蛋所富含的营养相当于25克精瘦肉类。肉类食物可分配在早、晚餐或午、晚餐中。

尽可能不吃肥肉、荤油和动物内脏，运用植物油来进行烹饪食物。不吃肥肉、荤油和动物内脏，有利于防止由于饱和脂肪酸和胆固醇摄入过多给身体带来的不好影响。

03 为吞咽做准备

卧床的年长者易发生吞咽障碍。进行有目的性的吞咽训练，且针对年长者的具体情况来选择合适的食物，可有效控制这种吞咽障碍。

◎ 吞咽困难的检查

吞咽困难需要通过饮水和进食检查得出。饮水检查是把30毫升温水用注射器注进口腔让年长者吞下，观察患者反应：

○ 不能咽下
○ 有呛咳
○ 咽下后声音嘶哑
○ 咽下后咽喉不适
○ 呼吸变化
○ 反复咽下

如果出现3项以上表现者，都可判断为有吞咽困难。

◎ 吞咽困难的并发症

一般而言，吞咽困难的年长者非常容易引起并发症。常见的并发症主要有窒息和吸入性肺炎。

○ 窒息：食物阻塞咽喉，引起呼吸不畅甚至堵塞气道。
○ 吸入性肺炎：食物误咽进入气管，其携带的细菌诱发肺炎。

◎吞咽训练

咽部刺激训练

○年长者取坐位或者半卧位，用自制冰冻棉棒刺激咽部，以前咽弓为中心部位，包括后腭弓、软腭、腭舌弓、咽后壁及舌根5个部位。每处刺激约1分钟，交替刺激15分钟左右。冷刺激后，做空咽动作数次。

舌运动的训练

○舌重复地伸出和缩回；舌在口内快速地左、右移动；舌围绕口唇做环形运动；让年长者迅速准确地说出"啦啦啦""卡卡卡""卡啦卡"，反复数次。

味觉刺激训练

○用棉棒蘸取味道不一样的果汁、菜汁或者其他口味的液体，如酸（食用醋）、甜（白糖）、苦（药片）、辣（辣椒）等。这种味觉刺激训练可刺激年长者的舌面味觉，增强味觉敏感性，且增加食欲。

唇和上、下颌训练

○让年长者缓慢地反复做张嘴、闭嘴动作；上、下唇用力紧闭数秒钟，再松弛；反复做上、下唇撅起、再松弛动作；快速地反复做张嘴、闭嘴动作，重复数次；尽快说"吗吗吗"，休息后再重复。

★ Tips ★

吞咽困难者的饮食重点

对于吞咽困难的年长者而言，容易吞咽的食物特点是：密度均一、有适当的黏性、不容易松散、通过咽和食管时易变形，并且不在黏膜上残留。经常会选用果冻、布丁、蛋糕、豆腐等。一般认为，最容易吞咽的食物是泥状食物，以及在口腔内比较易分散或脱离水分的食物。

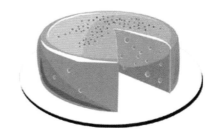

04 用餐的姿势

　　卧床的年长者进食需要照护者或家属的照料，年长者进食的坐姿、半坐姿及喂食都有一些需要注意的方面。

◎独立进食的坐姿

错误的坐姿

○这样不利于年长者进食后很好地消化，会给年长者带来不舒适的反应。

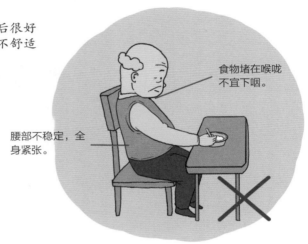

食物堵在喉咙不宜下咽。

腰部不稳定，全身紧张。

错误的坐姿

○这样的坐姿势进食，会给年长者进食带来困难，影响年长者的情绪。

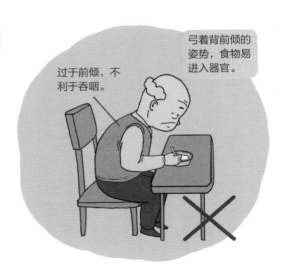

弓着背前倾的姿势，食物易进入器官。

过于前倾，不利于吞咽。

◎独立进食的坐姿

正确的坐姿

○食物在面前清楚能见，背部伸直下颌内收，身体稍微前倾，进食方便，不易误吞。

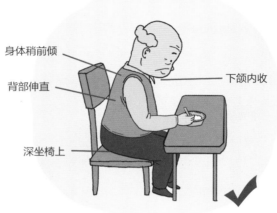

身体稍前倾
背部伸直
深坐椅上
下颌内收

正确的半坐姿

○食物在年长者的正前方向，年长者能够清楚看到，这样非常有利年长者进食。

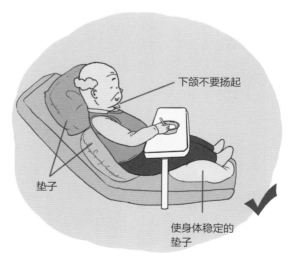

下颌不要扬起
垫子
使身体稳定的垫子

无法保持稳定的坐姿时，只能在床上进食。

2 再将床背抬起一定的高度，这样使其头部呈正坐位。背后用靠垫垫起，使下颌内收，颈部要放松状态，这样利于吞咽。

1 将膝部抬起，脚下用靠垫或卷起的被子垫起，保持姿势稳定。

3 设置好床桌或侧桌，适当靠近病人以方便病人进食。

4 帮助病人穿好围裙。

5 帮助病人摆好饭菜，鼓励其尽量独立进食。因为只有本人才可以更好控制进食的量和频度，能减少误咽的概率。

05 喂食的照护

假如年长者不能自己进食，则需要照护者喂食。

◎ 正确喂食

照护者一定要与年长者在同一高度，平行或从下方喂食。

◎ 错误喂食

从上方喂食时，年长者需要抬头，下颌抬高，这样食物容易进入气管，引发误咽。

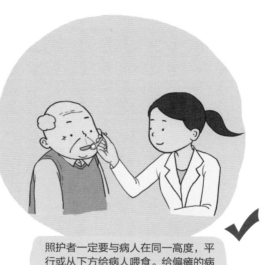

照护者一定要与病人在同一高度，平行或从下方给病人喂食。给偏瘫的病人喂食从健侧嘴角喂进口腔。

★ Tips ★

注意事项

· 饭后不能立马躺下，因为吃进的食物很有可能反流而被误吸入肺，引起窒息，饭后应当保持坐姿至少30分钟。若上身位置高，年长者会紧张，可以稍微调低头位，但不要低于30℃。

· 存在有吞咽困难者，照护者要注意掌握喂食量和频率，在确认其已咽下食物之后，再跟进喂食。喂得太快容易导致口腔积食。

· 喂食时需主食、主菜、配菜交替喂进，使得食物不容易从口中漏出，并且有利于舌根运送食物，减少误咽及食物向鼻腔逆流的危险。

· 进食时照护者对饭菜内容进行说明，使得气氛轻松，这样能促进年长者的食欲。

06 饮食后的口腔照护

进食后的口腔护理不仅可预防蛀牙和牙周炎，还可使年长者精神爽快。要养成饭后刷牙、漱口、清洗义齿的习惯，预防口腔细菌感染。

◎饭后漱口

○即便是不能刷牙，也要每日漱口。不能刷牙时，要用清水或者漱口液漱口。为了安全起见，最好采取坐位，稍微前倾，小口含着漱口。切记催促年长者或大口含水，以避免误咽。

○对于卧床的年长者，尽可能上半身抬高，面部稍微向前侧方。用漱口药水代替牙膏刷牙，或用稀释的漱口液擦拭。照护者操作时应当戴橡胶手套。

○年长者有口腔炎时，可用绿茶漱口。

◎无法漱口或刷牙时

○年长者有意识障碍或者口内出血不能刷牙时，照护者用食指和中指卷起纱布擦拭牙齿、牙龈、牙龈内侧、上颚、舌头等，去除口腔内的污物。

○纱布要翻折使用。清洁用具要在稀释的漱口液里勤刷洗。

◎戴假牙的长者口腔保养

○假牙也需要保养，否则食物残渣会滋生细菌，容易引起口腔炎、牙龈炎等。每日餐后，应该摘下假牙冲洗干净。不需要过度摩擦假牙与黏膜的接触面积，以避免损耗。不需要用热水消毒，以避免变形。

○残存的牙齿用海绵牙刷清洁，不要忘记牙龈、舌头、口腔黏膜的清洁。

○刷牙后漱口。年长者不能够漱口时，照护者用湿纱布擦拭口腔。也可用一杯水加小半勺盐或小苏打的液体漱口或擦拭。

○假牙有臭味或变色时，放于假牙清洗液内浸泡一夜，然后再用清水清洗干净。

○若口腔内存在有不正常，或者假牙不合适，要请牙科医生诊断。

{第 *6* 章}

照护过程中的健康管理

当年长者行动不便，有轻伤、伤口长期不愈或者需要定时换药时，往往需要在家里进行用药、换药操作。常见的有长期卧床引起的褥疮、手术切口继发性感染后各种造成慢性下肢溃疡等。

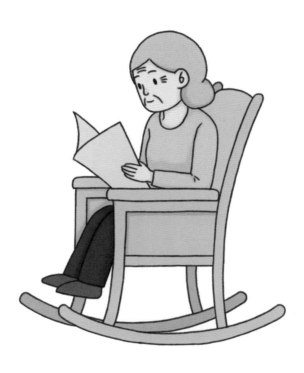

01 观察身体状态

对年长者进行体温、脉搏、呼吸和血压的测量并且记录，能够方便及早发现身体不正常的情况，就医时也能够为医生提供诊治的参考。

◎ 体温测量

人的体温会随昼夜、情绪等变化而波动，因此，正常值不是具体的数值，而是一个范围，一般在平均数上下0.5℃范围内。卧床的年长者通常测量口腔、腋下温度比较方便。口腔平均温度为36.3~37.2℃，腋下为36.5~37℃，直肠为36.5~37.7℃。

体温的测量方式是在早晨8点左右、午后3点左右、晚上8点左右各测一次，连续测量几天，取其最稳定的值即为正常体温。

测腋温的方法

○将腋下擦拭干净，把体温计的前端抵住腋窝正中间，紧贴皮肤。
○屈臂过胸，需要夹紧体温计保持10分钟。
○取出读数并记录。

测口腔温度的方法

○把感温头放进舌下的舌系带旁，紧闭口腔，勿用牙咬，不要说话。
○约3分钟后电子音提示响起，取出体温计读数。

★ Tips ★

注意事项

· 体形过于消瘦、不方便于测量腋温的年长者，可测口腔温度；精神不正常、昏迷、口鼻腔手术以及呼吸困难、不能够合作的年长者，不适宜测口腔温度。
· 体温计用完应该浸入70%乙醇中浸泡半小时消毒，取出之后先用冷水冲洗，再用无菌纱布擦干、收好。

◎脉搏测量

　　在正常情况下，脉搏和心率是相同的，正常成人安静状态下的脉搏跳动频率为60~100次/分钟。根据脉搏的频率、强弱可以了解心脏的情况。当脉搏微弱难以测量时，应该测心率。

测量脉搏的方法

○准备手表或秒表、记录本、笔。

○用食指、中指、无名指的指端，用适中的压力按于桡动脉处或其他浅表大动脉处诊脉，计数30秒，所得数字乘以2，做记录。

○对心脏病年长者应该测脉1分钟，对有脉搏短绌的年长者，应该由两人同时分别测量脉搏与心率1分钟，以分数式记录，即心率/脉率。

★ Tips ★

注意问题

· 年长者情绪激动时脉搏加快，会影响测量的准确性，应该休息20分钟后再测。

· 为偏瘫年长者测量脉搏时，应该选择健康侧肢体。

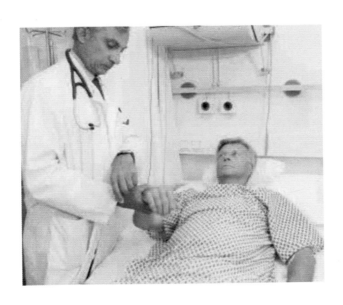

◎呼吸测量

成年人每分钟呼吸16~18次，儿童每分钟呼吸30次左右，运动或情绪激动会使得呼吸暂时加快。

测量呼吸的方法

○一般观察年长者胸、腹起伏运动次数，一起一伏记为一次，数到30秒，所得数字乘以2。

○也可以把手放于年长者的胸或腹部，与测量脉搏同时进行。

异常呼吸

○呼吸过速，也称为气促，呼吸频率超过24次/分钟，多见于发热、疼痛、甲亢等。

○一般体温每上升1℃，呼吸频率增加3~4次/分钟。

○呼吸过缓是指呼吸频率低于12次/分钟。

○呼吸音异常，可能有咽喉水肿、异物、气管或支气管分泌物阻塞等情况。

○临终呼吸是指病人临终出现深而规则的深度呼吸、潮式呼吸、间停呼吸或叹息样呼吸，病人吸气、呼气的时间都比正常呼吸延长。此时照护者应做好心理准备，及时应对。

★ Tips ★

注意事项

· 呼吸的快慢和精神是否紧张有很大的关系，所以在测量呼吸之前，应该让年长者安静，不要与年长者谈话，使得年长者呼吸自然。

· 测量时，需要注意呼吸的深浅、节律以及有没有出现呼吸困难。

◎血压测量

测量血压的方法

○被测量者至少安静休息5分钟，在测量前30分钟内禁止吸烟和饮咖啡，排空膀胱内尿液。

○帮助年长者取坐位，裸露右上臂，肘部置于与心脏保持在同一水平，血压计与心脏水平。

○使用大小合适的袖带，袖带内气囊至少应该包裹80%上臂，肥胖者或者臂围大者应该使用大规格袖带，儿童用较小袖带。

○把袖带紧贴缚在年长者上臂，袖带下缘应在肘弯上2.5厘米，注意将袖带的中部（多数电子血压计在袖带上都有标记）放于受测者肘窝的肱动脉处（即手臂内侧、肘窝上2厘米处，用拇指按压肱动脉可感觉到脉搏跳动），避免降低压力感受器的敏感度。

○开启电子血压计，等待电子血压计显示数值之后进行记录。

○袖带内的空气排尽之后，把袖带取下，休息2分钟，再次按照上述方法测量1～2次。

○最后取几次测得血压的平均值，即为受测者的真实血压值。

高血压

○正常血压的收缩压<130毫米汞柱，舒张压<85毫米汞柱

○正常高值的收缩压130～139毫米汞柱，舒张压85～89毫米汞柱

○高血压的收缩压≥140毫米汞柱，舒张压≥90毫米汞柱

低血压

○成年人上肢动脉血压低于90/60毫米汞柱即为低血压。

○原发性低血压病多见于体质瘦弱的老人、女性，轻者可无任何症状，重者会出现精神疲惫、头晕、头痛等症状，甚至出现昏厥。

○继发性低血压病可在短期内迅速发生，如大出血、急性心肌梗死、严重创伤、感染、过敏等原因所致血压急剧降低。

脉压差变化

○脉压差指收缩压与舒张压之间的差值。正常约为40毫米汞柱，一般大于60毫米汞柱称为脉压增大，小于20毫米汞柱称为脉压减小。

02 合理运动

年长者由于缺乏正常的功能锻炼，易发生关节功能障碍和肌肉萎缩。所以，适当、合理地进行功能锻炼，对预防病人关节僵直和肌肉萎缩、保护肢体功能、促进康复有重要作用。

1. 坐着运动

◎ 下肢运动

1 年长者取坐姿。假如年长者坐不稳，可用手扶床头。

2 双脚并拢，向左边转脚，恢复原位。

3 向右边转脚，恢复原位。

4 重复练习。

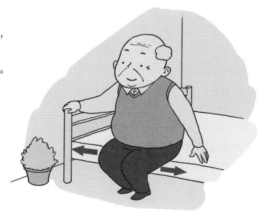

◎ 上下肢左右运动

1 年长者取坐姿。

2 双脚并拢，向左边转腿，胳膊平行抬起向右边伸直，恢复原位。

3 向右边转脚，胳膊向左边伸直，恢复原位。

4 重复练习。

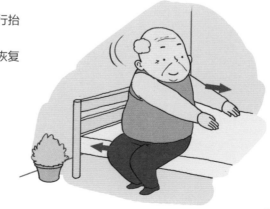

◎ 上半身前后运动

① 年长者坐在床的一侧，双脚并拢，双手放在膝盖上。

② 上半身慢一点向前屈，恢复原位。

③ 上半身慢一点往后仰，恢复原位。

④ 重复练习。

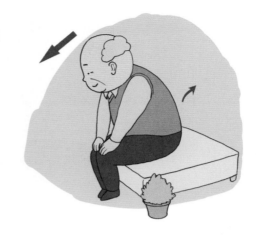

◎ 抬起半侧臀部运动

① 年长者取坐姿，双脚分开，双手分开保持平衡。

② 把左边臀部慢一点抬起，恢复原位。

③ 把右边臀部慢一点抬起，恢复原位。

④ 把左边臀部抬起，微微往前移动，往后移动，恢复原位。

⑤ 把右边臀部抬起，微微往前移动，再往后移动，恢复原位。

⑥ 重复练习。

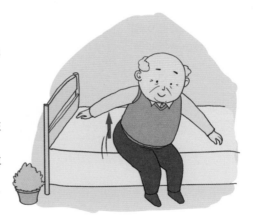

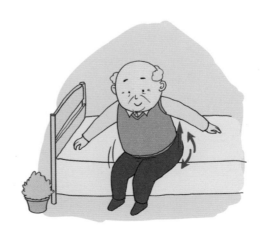

2. 卧床运动

◎手指运动

1. 年长者取仰卧位，胳膊向两侧伸直。
2. 双手握拳，由松到紧。
3. 握住之后停5秒。
4. 把双拳打开，尽可能伸直十指。
5. 重复练习。

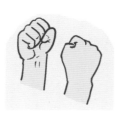 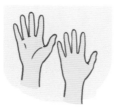

◎手腕运动

1. 年长者取仰卧位，胳膊向上伸直。
2. 手腕上下抖动，速度和频率依据年长者的体力和行动能力来决定。
3. 重复练习。

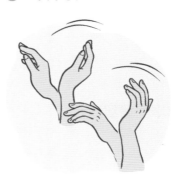

◎抬肩部运动

1. 年长者取仰卧位，调匀呼吸，胳膊尽可能向下伸直。
2. 把胳膊慢一点举起，再从前方向头部上举。
3. 把胳膊还原。
4. 重复练习。

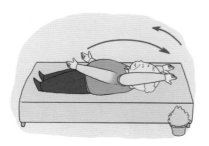

◎腰部躯干运动

1. 年长者取仰卧位。
2. 双膝慢一点屈起。
3. 双膝慢一点向左边倒下。
4. 头部向右边转动，保持5秒。
5. 双膝和头部还原。
6. 双膝慢一点向右边倒下。
7. 头部向左边转动，保持5秒。
8. 双膝和头部还原。
9. 重复练习。若练习有一定难度，可让照护者帮忙。

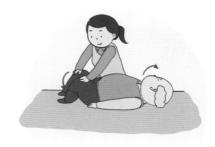

◎ 胳膊画圈运动

① 年长者取仰卧位，调匀呼吸。
② 把两侧胳膊分开，尽可能向下伸直。
③ 胳膊从身体两侧画圈举起，向头部上举。
④ 慢一点还原。
⑤ 重复练习。

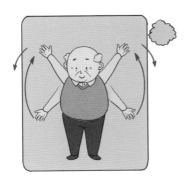

◎ 左右腿交替运动

① 年长者取仰卧位。
② 胳膊伸直，放在两侧。
③ 双腿伸直。
④ 右腿慢一点屈膝，右脚踩在床上。
⑤ 坚持5秒，把右腿还原。
⑥ 左腿慢一点屈膝，左脚踩在床上。
⑦ 坚持5秒，把左腿还原。
⑧ 重复练习。

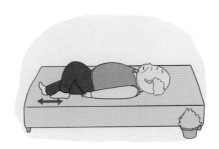

◎ 双腿同时运动

① 年长者取仰卧位。
② 胳膊伸直，放在两侧。
③ 双腿并拢，伸直。
④ 双腿同时慢一点屈膝，双脚踩在床上，保持5秒。
⑤ 双腿慢一点还原。
⑥ 重复练习。

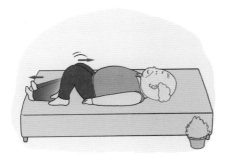

◎ 脚趾、脚踝运动

① 年长者取仰卧位，双脚伸直。
② 把左腿尽可能绷直，脚尖往外。
③ 坚持5秒，然后放松，还原。
④ 把左脚往里勾紧，脚尖内收。
⑤ 坚持5秒，再然后放松，还原。
⑥ 对侧用同样的方式练习。
⑦ 重复练习。

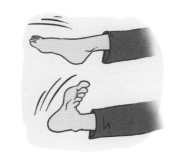

3. 被动运动

◎ 脚趾的运动

① 年长者取坐姿或者仰卧。

② 照护者用一只手握住年长者左脚脚掌，另外一只手握住年长者左脚脚趾。

③ 先做向上的屈伸活动。

④ 再做向下的屈伸活动。

⑤ 对侧用同样的方法进行。

⑥ 重复练习。

◎ 脚踝的运动

① 年长者取坐姿或仰卧，调匀呼吸。

② 照护者用一只手握住年长者左脚脚跟，另外一只手握住年长者左脚脚趾。

③ 做向上、向下的屈伸活动。

④ 再做顺时针、逆时针的旋转。

⑤ 对侧用一样的方式进行。

⑥ 做向内的活动。

⑦ 再做向外的活动。

⑧ 对侧用同样的方式进行。

⑨ 重复练习。

◎ 腿的开合运动

① 年长者取仰卧位，双腿伸直。

② 照护者用一只手托住年长者右边膝盖上面，再用另外一只手握住年长者右侧脚后跟。

③ 把年长者的右脚慢一点向上抬起，再慢一点向外侧分开。

④ 慢一点内合，恢复原位。

⑤ 对侧用同样的方法练习。

⑥ 重复练习。

◎ 髋关节运动

① 年长者取仰卧位，双脚伸直。

② 照护者用一只手托住年长者右边膝盖下面，再用另外一只手握住年长者右侧脚后跟。

③ 把年长者的右腿向上抬起，并且使其屈膝，同时使膝关节向胸部靠拢。

④ 把年长者的膝盖伸直，轻轻放下。

⑤ 对侧用同样的方式进行。

⑥ 重复练习。

◎ 扭腰运动

① 年长者取仰卧位，双腿伸直。

② 照护者双手抱住年长者的双腿，使年长者屈膝。

③ 先把年长者的双膝向左边放倒，让年长者的头部转向右侧。

④ 再把患者的双膝向右边放倒，让年长者的头部转向左侧。

⑤ 重复练习。

◎ 肘部运动

① 年长者取仰卧位，双腿伸直，全身放松，呼吸调匀。

② 照护者首先用一只手压住年长者的左上臂，另外一只手握住年长者的左前臂。

③ 帮助年长者缓慢的做肘部屈伸运动。

④ 对侧用同样的方法进行。

⑤ 重复练习。

◎ 肩部侧平举运动

1 年长者取仰卧位，双脚伸直，全身放松。

2 照护者先用一只手握住年长者的右臂肘部下方，另外一只手握住右手手腕。

3 使得年长者的右上臂抬起来成侧平举状态。

4 慢一点放下，还原。

5 对侧用同样的方式进行。

6 重复练习。

◎ 肩部前平举运动

1 年长者取仰卧位，双腿伸直，全身放松。

2 照护者用一只手托住年长者的右侧肩胛骨位置，另外一只手握住右手手腕。

3 使得年长者的右上臂抬起来成前平举状态。

4 慢一点放下，还原。

5 对侧用同样的方式进行。

6 重复练习。

◎ 手部后屈运动

1 年长者取仰卧位，双腿伸直，全身放松，呼吸调匀。

2 照护者一只手握住年长者右手手腕，另外一只手握住年长者右手手指，使其伸直。

3 慢慢将年长者的右手手腕向后方屈曲。

4 最后还原。

5 对侧用同样的方式进行。

6 重复练习。

◎ 手部前屈运动

1 年长者取仰卧位，双腿伸直，全身放松，呼吸调匀。

2 照护者一只手握住年长者右手手腕，另外一只手握住年长者右手手指，使其伸直。

3 使年长者的手指向内屈曲，同时手腕向前屈曲。

4 最后还原。

5 对侧用同样的方式进行。

6 重复练习。

◎ 拇指的运动

1 年长者取任意舒适体位。

2 照护者一只手握住年长者右手拇指，另外一只手握住年长者右手其余四指。

3 先把年长者的拇指向内屈伸。

4 再把其向外屈伸。

5 对侧用同样的方式进行。

6 把年长者的拇指按顺时针方向旋转。

7 再把年长者的拇指按逆时针方向旋转。

8 对侧用同样的方式。

9 重复练习。

03 观察皮肤与按摩

长期卧床的年长者由于受疾病的影响，自理能力差，汗液和皮脂、皮屑、灰尘、细菌等混合黏附于皮肤表面，刺激皮肤，易导致各种感染。因此，照护者对于卧床的年长者皮肤护理工作尤其重要。

1. 观察皮肤状况

年长者皮肤表面和黏膜的颜色，可提示某些方面的健康或者疾病状态。

◎ 皮肤完整性

患有皮肤表面和黏膜的颜色，可以提示某些方面的健康或疾病状态。

○ 皮肤和黏膜苍白很可能患有贫血。
○ 局部发红且按下不退可能是局部长期受压，出现褥疮的早期现象。
○ 皮肤、嘴唇、指甲青紫很有可能是缺氧。
○ 皮肤局部出现血斑（紫癜）很有可能为过敏或血小板减少。
○ 皮肤和巩膜（眼球）黄染，很有可能是胆道阻塞、肝细胞损害或溶血性疾病等。

◎ 皮肤弹性、柔软度

皮肤的柔软度主要取决于角质层的厚度。角质是表皮细胞不断再生的最后产物。皮肤清洁不到位，表面的角质层堆积、变厚，皮肤也会失去光泽，灰暗、脱屑、产生皱纹。年长者皮肤油脂分泌不足，消瘦的年长者皮下脂肪组织会减少，水肿的年长者皮肤紧绷，都会有皮肤变薄、缺乏弹性的感觉。

◎ 皮肤完整性

观察皮肤表面有无局部或全身性的斑点、丘疹、硬结、皮损等不正常的情况。

◎皮肤温度

皮肤局部发生炎症时，皮肤会发红、发热，并有热、痛的感觉；四肢发冷很有可能是末梢血液循环不良。

◎皮肤的感觉功能

留心观察年长者对冷、热、触觉和痛觉的感觉是否正常，皮肤干燥、过敏都有可能引起皮肤瘙痒。

2. 皮肤按摩护理

按摩皮肤能够刺激血液循环、松弛肌肉、减轻肌肉和关节疼痛、消除疲劳。当卧床的年长者出现有皮肤损伤、炎症反应、恶性肿瘤、原因不明的疼痛等情况下不适宜做按摩。

◎清洁、润滑皮肤

○按摩前应该帮助年长者沐浴或清洁局部皮肤，并且使用合适的润滑剂。
○按摩全身可用婴儿油、橄榄油或精油。
○按摩手、腿、足部可以用婴儿油或润肤露；按摩脸部可以用质较滋润的润肤露。

◎四肢按摩

按摩前首先用湿润的毛巾热敷手、足部，能够软化皮肤，促进末梢血液循环。按摩手部的时候，照护者双手从年长者的指尖开始往肩部方向、脚趾开始往小腿揉搓，或四指并拢、拇指分开，双手抓揉年长者手、足部。

◎腹部按摩

年长者仰卧，照护者双掌搓热，放在年长者腹部轻轻压下，顺时针方向推揉。每日坚持推揉腹部，对于缓解长期卧床和年长者便秘有缓解的效果。

◎背部、腰骶部按摩

1 照护者帮助年长者脱去上衣或将上衣反穿，露出腰背部，用舒服的姿势俯卧。若室内温度比较低可盖上一条按摩巾，或者穿着柔软的无扣上衣按摩。

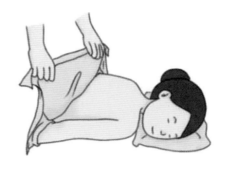

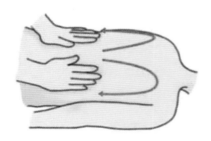

2 把双手放在年长者腰部脊柱的两侧，由下而上慢慢向颈底部推行至肩胛骨上方，然后向两肩推，再沿背的两侧推回至原处，重复几次，直到背部均匀地涂抹上润滑油并且感到发热为止。

3 双掌覆盖在腰部，从脊椎两侧向外推，自腰部开始向上移动直至肩膀。

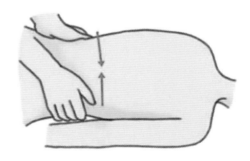

④ 从腰骶部开始，手掌交替反方向搓皮肤，沿脊椎向上至颈、肩部，然后再回到腰骶部，搓遍整个后背。双手应紧密相随，使手与身体的接触不会中断。

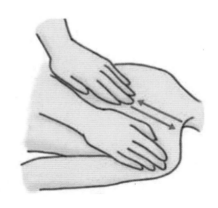

◎头部按摩

　　头皮上分布着许多经络和神经末梢，按摩头皮能够疏经活络、松弛神经，使年长者感觉舒适并且心情愉快。需要引起注意的是，按摩的部位应是头皮，而不是头发，只能让手指触及头皮，而不要使用整个手掌，否则容易使头发缠结或者被拔出。按摩时切勿用力过大以负抓破头皮。头皮如果有破裂或炎症时，不可以做头皮按摩，以避免病情加重。

① 把双手指尖放在年长者耳后发际线处，指腹以最小幅度轻抓头皮并向上移动，直至头顶。

② 指尖放在耳前的发际上，利用指尖划圆圈直至头顶。

③ 指尖放在年长者枕部（后脑勺），再从顶部中央的发际向上慢慢移动，直至头顶。

④ 把整个手掌包覆年长者枕部，从两侧移到耳前部位，向上按摩到前额中央，再从前向后到头顶。

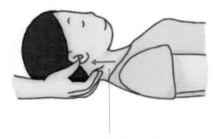

把双手指尖放在年长者耳后发际线处。

用药和换药

　　当卧床的年长者行动不方便，还伴随有轻伤、伤口长时间不愈或者需要定时换药时，往往需在家里进行用药、换药操作。常见的有长时间卧床引起的褥疮、手术切口继发性感染、胆道和泌尿道手术后患者造成瘘口、慢性下肢溃疡等。

1.超声药物雾化

　　超声药物雾化吸入疗法是气雾吸入疗法的一种，是利用超声的空化作用，使得液体在气相中分散，把药液变成雾状颗粒，通过吸入直接作用于呼吸道病灶局部的一种治疗方法。

◎超声药物雾化注意事项

○超声雾化吸入应用的各种药物，必须是水溶性的，稳定性好、黏稠度低及适合人体组织的胶体渗透压。

○药液浓度太高不容易起雾；药液对黏膜不适宜有刺激性；酸碱度要接近中性；注意不要引起过敏反应。

○雾化的药液应新鲜配制，定期消毒，避免污染。

○用作雾化治疗的液体可以选择用蒸馏水、0.45%盐水或者生理盐水。

○蒸馏水稀释黏液的作用较生理盐水强，但是刺激性也较强，因此，当分泌物较黏稠时，可以选用蒸馏水或0.45%盐水，长期湿化用生理盐水。

○心脏功能不全者，长时间使用生理盐水湿化时应该注意增加心脏负荷。

★ Tips ★

帮助年长者使用超声雾化吸入给药

· 备齐超声雾化吸入器一套、药液、蒸馏水、纸巾或年长者的干毛巾、水温计。

· 帮助年长者采取坐位或者卧位，给年长者颌下、胸前铺纸巾或干毛巾。

· 超声雾化器内加水加药液，开灯丝开关预热3~5分钟。

· 打开雾化开关，药液呈雾状从管内喷出，把面罩罩在年长者口鼻上或将"口含嘴"放在年长者的口中，根据需要调节雾量大小，吸入15~20分钟。

· 关闭雾化开关，擦干净年长者面部。整理用物，消毒，洗手。

2. 眼药水

　　眼药水是临床常用药，正确用药对眼病能起到一定的治疗作用，但是不正确地保存和使用眼药水，不仅会延误治疗，还有可能对眼睛造成伤害。

◎使用眼药的方法

○准备好眼药水，干棉球、纸巾或干净的毛巾。

○照护者彻底洗手，以避免交叉感染。

○协助年长者取舒适卧位或者仰卧位，并把头稍微后仰。

○检查眼药水的名称、质量。

○询问并且观察年长者的眼病，叮嘱年长者的眼向上看，一只手拿滴管或药瓶距离眼睑1~2厘米。

○另外一只手轻轻地把患眼的下睑向下牵拉，分开暴露出结膜囊（下内眼皮）。

○把眼药水滴在下内眼皮内2滴，再用手轻轻地提捏上眼皮，然后再放松手指。

○滴药后让年长者闭上眼睛3~5分钟，叮嘱年长者眼球上下左右移动。

○用棉球或纸巾或干净毛巾擦干净面部，整理用品后再洗净双手。

★ Tips ★

注意事项

· 点眼药水之前要查看并且确认眼药水的名称、有效期限、有没有变质（如颜色改变、沉淀物等）。

· 第一滴药液应该弃去。

· 年长者出现不正常的反应就要立即停止用药。

· 眼药水应该一人一药、专眼专用，防止交叉感染。

· 药瓶口不要接触眼睑、睫毛，以避免污染眼药水。

· 同时使用两种及以上的眼药时，先滴刺激性弱的，后滴刺激性强的药物；先用消炎药，再用散瞳类药；先用眼药水，后涂眼药膏。

· 混悬液眼药应该先摇匀后再使用。

· 副作用强的药物，滴眼后要压迫泪囊，如阿托品眼药等。

3. 给氧

缺氧的主要表现有呼吸困难、发绀、脉搏增快、神志改变等。通过给氧，可纠正机体的缺氧状态，改善和维持生命活动。慢性呼吸系统疾病和低氧血症年长者可在家中进行氧疗。

◎ 常用给氧方法

浅鼻导管或鼻塞法

○把导管头放进鼻前庭，胶布固定即可。此方法简单，比较安全，是常用的给氧方法。

口罩雾化给氧

○通过雾化器口罩给氧，因为氧通过雾化器，部分雾粒可过到细支气管，高湿度可防止氧气干燥，有利保持呼吸道通畅。

漏斗法

○整个漏斗扣在鼻子上面，边缘距面部皮肤稍有距离。适用于不能接受鼻导管法的年长者。

正压给氧法

○危重年长者当发生呼吸衰竭时要予以器械呼吸正压给氧，根据年长者不同情况均给予持续正压给氧（CPAP）、间歇正压给氧（IPPB）或呼吸终末正压给氧（PEEP）等，还也可采用高频通气法。

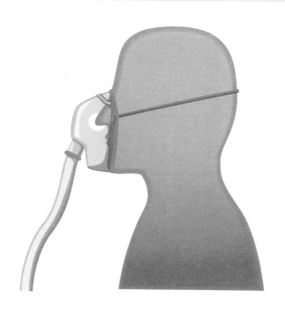

◎给氧的操作程序

○准备弯盘、纱布、蒸馏水、棉签、氧气表、输氧管、吸氧卡、洗手液、小药杯（内盛冷开水）等，照护者洗干净双手。

○检查年长者鼻腔黏膜有没有破溃，再用棉签清洁鼻腔。

○安装、检查流量表，湿化瓶内放1/3~1/2的蒸馏水。

○连接吸氧管，再依据医嘱调节氧流量，检查吸氧管前端是否通畅。

○润滑鼻导管前端，把鼻导管插入年长者双侧鼻孔1厘米。

○固定鼻导管，把导管环绕年长者耳部向下放置，依据情况调整松紧度。

○记录吸氧开始时间、氧流量。

○观察缺氧症状、氧气装置是否漏气及通畅、有无出现氧疗副作用。

○整理好床铺，收拾用品，洗手。

★ Tips ★

给氧的注意事项

·用氧之前，检查氧气装置有无漏气、是否通畅。

·使用氧气的时候，先调节好流量再使用，以避免勿触流量开关，大量氧气进入呼吸道损伤肺部。

·中途改变流量，先分离鼻导管和湿化瓶的连接处，调好流量再接上，以免导管打折、扭曲或阻塞。

·密切观察、评估年长者缺氧症状有无改善，定时观测脉搏、血压、精神状态、皮肤温度、呼吸方式等。

·持续鼻导管给氧的年长者，鼻导管应每天更换2次以上，双侧鼻孔交替插管，以减少对鼻黏膜的刺激。

·面罩给氧应该是4~8小时更换一次面罩，并且注意检查面部以及耳廓皮肤受压的情况。

4.用药

当人步入老龄阶段，身体会出现各种疾病，如高血压、糖尿病、高血脂、骨质疏松等。所以日常服用的药物挺多，如果不幸再患上失智症，则药物品种更多。这么多药物之中，想必各种剂型都有，因此，照护者要熟知不同剂型药物的给药。

◎协助老人服用片剂、丸剂

○备齐老人所需的药物、温开水、水杯、毛巾。
○遵医嘱服药，仔细核对药物名称、剂量、有效期。
○协助老人喝适量的温开水，润滑口腔和肠道。
○将药物（片、丸）放入老人的舌头上，协助老人饮温开水将药物咽下。
○若有需要，帮助老人擦洗面颊。
○协助老人恢复至舒适体位，整理用物，清洗药杯。
○记录结果并清洗双手。

★ Tips ★

老人服用片剂、丸剂需注意

· 服药时一般取站立位（或在床上坐起）比较好，每次服药时至少喝温白开水100毫升。

· 有些片剂为泡腾片，正确服用方法是先用水将药片全部溶解后再饮服，不能干吞药片。

· 部分药品可掰开服，难吞咽的患者也可碾碎服用。但肠溶片、缓释片和控释片不可掰开服用。

· 大蜜丸因丸太大不能够整丸吞下，大多需嚼碎后或用洗净的手掰小后再用温开水送服。

· 不要用饮料、牛奶或茶水代替白开水吞服药物。

5. 换药

换药的同时可观察伤口情况，去除脓液或坏死组织，清洁创面，促进肉芽组织生长。正确的换药方法、适当的敷料、恰当的换药时间间隔是保证创口顺利愈合的重要条件。错误的换药操作很可能延误伤口愈合，甚至还会引发感染。

◎换药方法

正确揭开敷料

○动作一定轻巧，外层敷料可以直接用手揭去，内层需要用无菌的镊子移除。若敷料已干涸而紧贴创面时，应该用生理盐水湿润后再揭。

清洁伤口

○用管钳钳住生理盐水棉球轻轻醮伤口内渗出物，使用几只棉球即可醮净。但是注意勿把棉球遗留在伤口内。

冲洗伤口

○急性损伤的伤口若有灰土等杂物嵌入，不易冲洗干净，可一边用生理盐水冲洗，一边用纱布或棉球擦洗，彻底去除异物。

消毒伤口周围的皮肤

○缝合的伤口是用酒精棉球由中央向外擦洗伤口周围的皮肤。引流后的感染伤口则是用酒精棉球由外向中央擦洗，一般擦2~3次。

去除坏死组织

○为化脓的伤口换药时，应该仔细擦掉伤口处的脓苔，不能因为年长者疼痛不敢碰伤口，以脓苔去除后有轻微的血丝渗出为适度，这样有利于伤口早日愈合。

包扎伤口

○先用无菌敷料覆盖伤口，再妥善固定。

★ Tips ★

换药的注意事项

· 照护者如果无经验，需要由医务人员指导、示范怎样换药，并且对伤口的类型、大小、深浅、创面有无引流物等情况有充分的了解。

· 伤口比较深、污染严重者应该尽早去医院就诊，切勿自行处理。

· 有引流物者应该及时更换敷料，无引流物可3~5天更换1次敷料。

05 预防感染

年长者有免疫力减弱倾向，到了要照护状态时抵抗力更会低下，稍微不注意，就容易发生细菌感染，从而诱发身体已有疾病的恶化，甚至会威胁生命。所以，应当注意预防感染。预防感染、保持清洁是照护工作的基本原则。

◎洗手

照护操作前后，一定要洗手，这是预防感染的根本原则。洗手时需要认真用消毒肥皂或洗手液，仔细清洗。在接触尿裤、尿垫及尿便的处理前，更要戴上塑胶手套。

1 冲洗手之后，用洗手液充分揉擦手掌、手背至泡沫泛起。

2 手指间及指甲也要洗到。

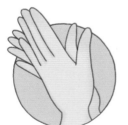

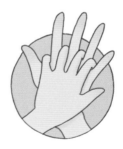

3 手指指腹、指尖也要认真搓擦。

4 手腕部位也不要放过。最后把泡沫充分洗净。

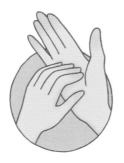

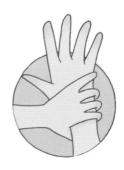

◎ 漱口

照护前后，外出回来后一定漱口。用茶水或者乌龙茶漱口清洁效果会更佳。

正确的漱口方式：

○ 含水后漱口腔10~20秒钟，1~2遍。

○ 再漱喉咙10~20秒钟，1~2遍。

◎ 身体进行清洁

早起刷牙，饭后漱口，清洗假牙，勤洗手。排泄后清洗阴部，保持清洁干燥。室内清洁，空气流通。

床周围要用专用抹布频繁清扫。污物、垃圾要用塑料袋装好，扎紧袋口后，扔进专用的垃圾箱内。

寝室用具、睡衣等经常清洗、晾晒。要保持营养平衡、睡眠充分，保持心情舒畅。

◎ 预防感染的9点注意问题

1 营养平衡的饮食。
2 保持身体清洁。
3 需要时常晒被褥。
4 经常清洗衣服。
5 室内清洁，新鲜空气保持流通。
6 外出时戴上口罩。

7 外出门回家认真漱口。
8 外出门回家及时排泄之后，用消毒肥皂认真洗手。
9 刷牙、刷舌保持口腔卫生。

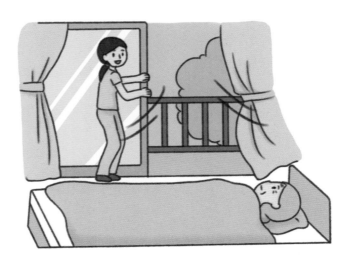

06 预防脱水

年长者体内积蓄的水分减少，尿量增加，特别是年长者感觉迟钝，不容易感觉口干，因此饮水少，容易发生脱水现象。对此，照护者应该细心观察，用以防止脱水现象发生。

◎引起脱水的常见原因

○喉咙干燥的感知迟钝化。
○喉咙困难造成回避饮水的倾向。
○食欲不振，进食减少引起摄入水量不足。
○不愿麻烦人照护解手因而减少饮水。

◎容易发生脱水的情况

出现下列情况时容易发生脱水，应该注意：
○在有发热、咳嗽、痰多时。
○在服食利尿剂时。
○有呕吐、腹泻时。

◎脱水的症状

食量减少，有褥疮，皮肤干燥，口干口黏，尿量减少。

◎脱水的确定方法

○手指甲无血色：轻压年长者手指甲，放开后2秒钟，指甲没有转变成红色。

○年长者腋下干燥。

○皮肤干燥皱缩：用手捏起皮肤，放松之后迟迟不回弹。

○脉搏加速：假如每日早晨测脉搏，容易发现脉搏加快。

○表情呆滞：表情麻木，语言少而模糊。

○食欲全无：不进食，平时喜欢的饭菜也不太想吃。

○口舌干燥：口周边干裂，舌头也干裂。

○尿量减少：尿液浓缩，颜色呈现茶褐色，排尿次数、量均减少。

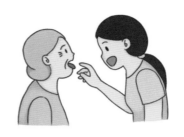

◎补水方式

年长者每日摄入水量应该不少于2600毫升，其中1000毫升在进餐时补给，剩下部分通过饮水获得。照护者应该注意餐后以及下午吃点心后让年长者补充水分。假如年长者饮水不方便，可以采取果胶把茶水做成果冻状的茶冻，或者加入增稠剂（比如藕粉等淀粉类）补水。进餐时必须要补充水分。

一般而言，在正常饮食状态下，体内会产生大约400毫升水分，年长者每日最少应该饮水1200毫升，约合150毫升一杯的杯子一共8杯水。（1000+1200+400=2600毫升）

◎具体大约的补水量

每日应该补给1200~1500毫升水，早、中、晚、睡前服食药时喝一杯水（200毫升），加起来800毫升。此外，上午10时、下午3时吃一些茶点，以两杯计算的话，共（800+400=）1200毫升。但是要注意：茶、咖啡等有利尿的作用，喝进后尿量会增加，反而导致补水不充足。

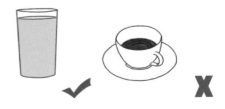

07 拍背排痰

照护者帮助卧床的年长者身体侧翻或坐起，并用拍背这种方式来帮助年长者把喉咙的痰液咳出，从而预防呼吸道并发症。

◎拍背排痰前的准备工作

○物品准备：吸水性好的棉纱布或者卫生纸，30~50毫升一次性注射器1个，一次性吸痰管1~2根。

○环境准备：室内温度在22~26℃为适宜。夏天打开门窗，秋冬季或大风天气要关闭门窗。拍背排痰完成后再开窗通风，保持室内空气新鲜。

○饮食准备：拍背前1~2小时不要进食。用大水杯盛热水，年长者深呼吸吸入蒸汽，湿润咽喉，帮助痰液排出。

○衣着准备：年长者最好穿单衣或者夹衣，不可在裸露的皮肤上进行拍背，以避免年长者疼痛。

◎拍背体位选择

坐位

○照护者帮助年长者坐起，一只手扶住年长者以避免向前倾倒，另外一只手为年长者拍背。为了防止身体前倾，可让年长者抱住抱枕或卷起的棉被。

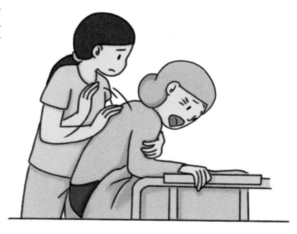

侧卧位

〇年长者两臂屈肘，一只手放在枕头旁，一只手放在胸前。下肢伸直，必要时可在两膝之间、后背、胸前、腹前放于软枕支撑身体。

头低脚高位

〇放平床头，移开枕头和颈肩部的支撑物，帮助年长者取俯卧位，抬高床尾，或在年长者腹部用棉被或垫子抬高，使得上半身处于比较低的位置，使痰液或者分泌物容易流出或者排出。

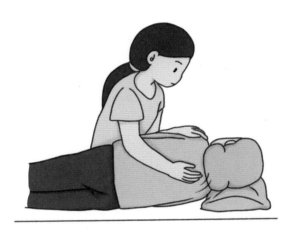

◎如何排痰或吸痰

〇拍背过程中，有痰液或分泌物从口、鼻流出，或咳嗽排出痰液，照护者需要及时用纱布或卫生纸擦干净。

〇年长者咳嗽无力，不能够顺利排出痰液时，应该把年长者平卧，在吸痰管前段蘸些许生理盐水湿润吸痰管，在年长者吸气时放进口腔或鼻腔，固定好吸痰管，吸净鼻咽部和口腔内的痰液。

〇每次吸痰不超过15秒钟，可把吸痰管拉出后用生理盐水冲洗干净，反复进行至痰液吸干净。

〇拍背的同时也要观察年长者的反应，假如年长者可耐受，可适当增加拍背时间。

〇痰比较多且黏稠的年长者，雾化吸入后10~15分钟再进行拍背排痰，效果会更好。

08 大小便失禁

大便失禁是年长者肛门括约肌控制能力下降，没办法凭借自己意志控制而将粪便和气体排出体外。高龄年长者发病率很高，其病因复杂，长期卧床的年长者肛门括约肌松弛，极其容易发生大便失禁。

◎大便失禁的危险

溢出的稀便中含有大量细菌，使会阴、肛周部位经常处于潮湿和污染状态，容易发生皮肤红肿、湿疹等炎症反应，反复清洗、擦拭肛周皮肤又会破坏皮肤的保护功能。长时间的大便失禁年长者往往有肛周皮肤破损、红肿、渗液甚至溃烂等症状，给年长者身心带来很大的痛苦，也增加照护工作的难度。

◎大便失禁的分级

○轻度：气体或液体粪便控制障碍，偶尔有少量粪便、黏液和气体排出。
○中度：液体粪便控制障碍，稀便经常会污染内裤。
○重度：固体粪便控制障碍，完全失禁。

◎心理照护

危重年长者在发生大便失禁之后，常常有羞愧等心理变化，若不及时发现并处理，很可能使得年长者社会适应能力和生存意志进一步退化。照护者应该注重年长者的心理护理，多沟通、多疏导，同时掌握合理膳食、正确用药的方法。

◎日常照护

对于大便失禁者的日常照护尤为重要。日常照护既包括日常清洁、局部运动，也包括合理膳食等方面。

○清楚年长者排便规律，适时的给予便盆。积极与医生沟通，每天定时为年长者使用导泻剂或灌肠，用来帮助建立排便反射。

○年长者每次大便之后都要用温水清洁肛门以及会阴部，轻轻擦干保持干燥，并且涂油膏于肛门周围皮肤，以防止发生皮疹或压疮。

○帮助年长者坚持进行腹肌、盆底肌训练：做憋尿动作，收缩会阴、肛门部位肌肉，收缩10秒+休息10秒为一组，每次做30组，每天3~5次。

○定时开窗通风，保持室内空气清新。

○随时更换污染的衣物和被单，年长者更换下来的衣物、被罩、床单，可以用消毒液浸泡、漂净之后，置于日光下暴晒数小时，能够去除异味，并起到消毒的作用。

○提高年长者营养，增强体质，规律饮食、饮水。

○增加食物中的膳食纤维含量。膳食纤维能增加粪便的体积、刺激肠蠕动，有利于恢复肠道功能和排便的规律性。

◎排便护理措施

照护者提供合理的排便护理措施可以帮助大便失禁的病人减少不适感，提高生活舒适度和生存质量。一般家庭常用的排便方式有下面几种。

○一次性尿垫：一次性尿垫是失禁病人常用的一次性用品，可以缩小粪便污染的范围，减轻皮肤损害程度，但不能避免皮炎的发生。

○肛塞：肛塞是聚氨基甲酸酯海绵制成的肛门控制塞。

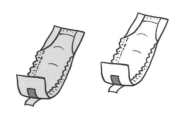

○人工肛袋：人工肛袋是目前护理大便失禁病人最常用的材料之一，可减少照护者的工作量，但如果排放不及时，长时间使用可能引起皮肤红肿甚至溃烂。使用人工肛袋应注意及时更换，改良型肛门袋可以反复使用，一定要及时取下清洗、杀菌。

○卫生棉条：将内置卫生棉条放入病人肛门内4~6厘米深处，根据排便量适时更换。

常见卧床并发症

照护者帮助卧床的年长者身体侧翻或坐起，并用拍背这种方式来帮助年长者把喉咙的痰液咳出，从而预防呼吸道并发症。

1. 呕吐、腹泻

呕吐、腹泻的事后处理十分重要。特别是对于呕吐，很有可能是因为隐藏的疾病引起，主要是观察呕吐物的形状，用以供诊断。

◎及时处理突发的呕吐和腹泻

○让年长者尽可能吐出胃里的东西，还可让年长者处于容易吐出的体位。假如年长者呕吐物阻塞在口腔中，照护者要用手掏出，以免窒息。

○给年长者喝些许凉水，使得镇静。

○呕吐物是什么东西，是哪种颜色，有没有臭味，是哪种气味，什么时候呕吐，吐了几次，这些情况应当记住，向医生报告，假如情况不明显，可把呕吐物带去给医生看。

○在腹泻时，暂时不要给年长者食物，但还是要给年长者补水。可喝茶、酸梅汤等温热饮品。

○病情稳定后，给年长者吃一些容易消化不含油腻的食物。

◎饮食护理

○呕吐腹泻急性期应禁食。

○病情好转后应给予流质或半流质饮食，如米汤、大米粥、软面条、煮面片等，少食多餐。

○禁食生冷、坚硬、粗纤维含量多且难消化的食物，禁食油炸、油煎食品。

○牛奶、豆浆等可能引起腹胀的食物不要吃。

○若呕吐、腹泻频繁，丢失的水分和无机盐较多，要劝病人少量多次饮水，可以喝白开水、淡盐水、糖水、稀米汤、菜汤等来补充，以免发生脱水。

宜吃食物
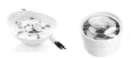

忌吃食物
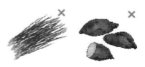

2.噎住、窒息

有时候年长者很难协调吞咽的动作，以至于被食物哽住，难以改变面部表情而容易被忽视。曾经中风的年长者，也有可能存在咀嚼或吞咽困难，照护者应该关注年长者进食过程，以免造成发生意外。

假如有吞咽困难的问题，在用餐时需要让年长者确保坐直，头略微前倾。应让年长者采用正确的姿势用餐，在饭后让年长者保持坐姿15分钟。

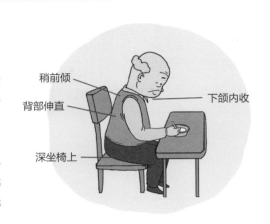

- 稍前倾
- 背部伸直
- 深坐椅上
- 下颌内收

掌握一些简单的救援方法，可在必要的时候挽救被哽塞年长者的生命。只需要几分钟，你就可以轻松学会这项简单的救援方法。

我们在采用措施解救前先要判断哽塞的年长者是否能说话、咳嗽或呼吸。对于能够说话、咳嗽或者呼吸者只需鼓励年长者自我连续咳嗽即可。而不能够说话、咳嗽或呼吸者我们需要立即进行救援，解救的操作步骤如下：

◎患者躺着

① 将你的双手放于年长者肚子中间。
② 用力向上推年长者的肚子。

◎患者坐在椅子上或站着

① 站在年长者背后。
② 伸手抱住年长者。
③ 双手在年长者肋骨下方的腹部中间紧握或重叠。
④ 用力并且迅速地向内向上拉年长者。

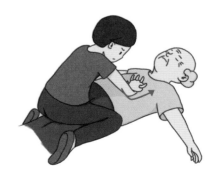

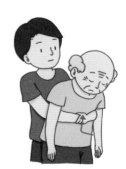

3. 褥疮

◎褥疮的原因

　　长期保持在同一姿势，使得被压迫的部位血液循环不良，皮肤组织坏死，形成褥疮。长时间下去，身体会逐渐衰弱，抵抗力也会随之下降，容易发生细菌感染、化脓，引起败血症，甚至威胁生命。

◎褥疮的发生过程

早期症状

○会出现局部皮肤发红、发热，还伴有压痛、麻木感。这个阶段的症状属于可逆转阶段，若处理得当还是可以恢复正常的。

水疱及浅表炎症

○受压部位皮肤会是暗红色，出现水疱。

水疱已溃破

○皮下组织呈鲜红色的炎症表现，可伴有疼痛感。

形成浅层溃疡

○溃破，溃烂，有淡黄色渗出液，容易感染化脓。

形成深层溃疡坏死

○坏死达深层组织，甚至达骨头及肌肉，坏死组织发黑，脓性渗出结痂，有恶臭。

◎容易发生褥疮的部位

　　骨头突出部位容易生褥疮，如枕部、耳朵、肩部、肩胛部、肘部、骨盆突出部、尾骶骨上部、手腕关节、膝部、脚后跟、脚踝。

◎ 褥疮预防用具

各种预防褥疮的用具，根据年长者具体情况来选择。

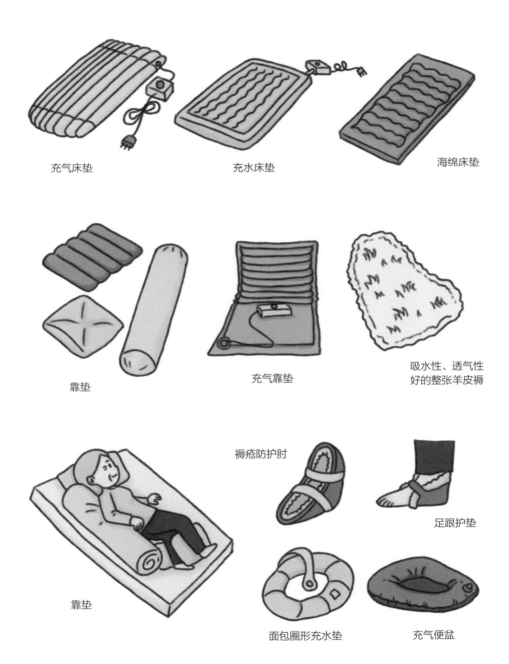

充气床垫

充水床垫

海绵床垫

靠垫

充气靠垫

吸水性、透气性
好的整张羊皮褥

褥疮防护肘

足跟护垫

靠垫

面包圈形充水垫

充气便盆

175

4. 便秘

便秘主要是指排便次数减少、粪便量减少、粪便干结、排便费力等情况，是卧床的年长者最为常见的并发症之一，约有50%~70%的长时间卧床的年长者发生不同程度的便秘。便秘时伴有肛门坠胀、腹胀、腹痛，部分年长者还伴随有失眠、烦躁、多梦、抑郁、焦虑等精神心理障碍，对于年长者的饮食、睡眠和康复都产生不良影响。

◎日常照护

饮食护理

○鼓励年长者多进食、多饮水，多吃纤维含量高的食物，包括蔬菜、带皮水果、杂粮等。如黄豆、绿豆、糙米、大麦仁、燕麦等杂粮、杂豆；韭菜、蒜苗、芹菜、扁豆、豆芽等蔬菜；葡萄、苹果、鲜枣等带皮水果。
○水果中香蕉、西瓜、李子的润肠效果比较好，可以适量多吃。
○早晨起床喝一杯淡盐水，晚上再喝一杯温热的蜂蜜水。
○每天吃一小把坚果，如核桃、芝麻、松子仁、南瓜子仁等，其中丰富的不饱和脂肪有助于排便。
○多饮水，在无特殊限制前提下，每天饮水1500毫升以上。

◎预防方法

○避免进食过少或进食过于精细、缺乏残渣的食物。
○养成良好的排便习惯，每日定时排便，形成条件反射，建立良好的排便规律。有便意时不要忍耐，及时排便。排便的环境和姿势尽量方便，免得抑制便意，破坏排便习惯。
○合理生活作息，做到劳逸结合。适当进行运动，特别是腹肌的锻炼有利于胃肠功能的改善，对于卧床病人更为重要。

5. 失眠

卧床的年长者白天休息的时间比较多，夜里很可能迟睡、早醒。只要总的睡眠时间在6小时以上，没有明显的入睡困难、睡眠质量下降、睡眠时间减少、记忆力下降、注意力下降、头痛、心悸、情绪变化、体重明显下降等失眠表现，就不能够判断为失眠。

◎ 失眠的原因

○ 长期卧床病人经常思虑过重，担心疾病难以治愈，日后生活无法自理等。由此导致的紧张、抑郁情绪是导致失眠的重要因素。
○ 卧床病人除了原发病引起的不适，还可能有许多并发症，导致病人入睡困难、多梦等。
○ 病人长期卧床，脱离工作和生活交际圈，生活节奏的改变造成失眠。

◎ 日常照护

安排好年长者的生活，尽量与健康人相同的作息。

○ 每日按时起床，刷牙、洗脸、梳头，让年长者着装整洁，有较好的精神面貌。
○ 保持室内空气清新，床铺清洁、平整、干燥。
○ 晚饭不要吃得过饱，不要看太活跃的电视节目或惊险、悬疑的影视剧。
○ 睡前给年长者用温水洗脚或擦身，安排舒适的体位，有利于入眠。
○ 积极和年长者沟通，满足年长者生理、心理和社会需要，用关爱、温和且真诚的言语给年长者做好心理疏导。

◎ 合理用药

严重失眠的年长者，可在医生指导下，睡前服用安定类药物助眠；有焦虑症状的，睡前可服用多虑平，能够解除精神紧张状态，有利于睡眠；慢性疼痛导致失眠的，可服用止痛剂。

6.废用性肌肉萎缩

废用性肌肉萎缩是长时间卧床的年长者常见的并发症之一。对于照护者而言，既要积极预防，又要帮助年长者做合适的康复运动。

肌肉萎缩的分级

0级	完全瘫痪，不能做任何自由运动
Ⅰ级	完全瘫痪，肢体运动时，可见肌肉轻微萎缩，但是肌体不能移动
Ⅱ级	肢体能在床上平行移动，但是不能抬离床面
Ⅲ级	肢体可克服地心吸引力，能够抬离床面
Ⅳ级	肢体能够做对抗外界阻力的运动
Ⅴ级	肌力正常，行动自如

◎康复运动

被动运动

○各关节，包括上肢的肩、肘、腕及手指关节，下肢的髋、膝、脚踝及脚趾关节。

○各方向，包括前、后、上、下、左、右的活动。

○活动顺序由大关节至小关节，幅度由小到大。

○各关节、各方向运动3~5遍，每天2次。

○速度缓慢、手法轻柔，循序渐进进行运动。

○指导并且帮助年长者做患肢的股四头肌等长收缩，足趾伸、屈，踝关节背伸（翘脚尖）、跖屈（绷脚背）、旋转运动。

主动运动

○上下肢各个关节：依据生理活动范围，鼓励年长者积极活动。

○手部关节：用力握拳，然后充分伸展手指。

○足部关节：脚踝用力背屈，脚趾屈、伸活动。

○保持手的精细动作训练，如书写、用筷子进餐等动作。

7. 废用性骨质疏松

卧床的年长者由于缺乏运动，重力和肌肉牵拉力对骨骼的刺激会减少或者完全丧失，会使骨骼的成骨过程减少，破骨过程增加，从而导致骨质疏松。同时骨钙大量进入血液，还会引发高钙血症、泌尿系统结石等并发症。

◎骨质疏松的表现

○疼痛→腰背部疼痛是骨质疏松年长者最常见的症状，肩关节疼痛和足跟痛也较常见。

○身高缩短、驼背→骨质疏松导致椎体疏松而脆弱，受压后缩短而导致身长缩短、驼背。

○骨折→骨质疏松者在无外力或轻微外力的作用下很有可能发生骨折。

◎运动康复治疗

○主要是负重运动，在压力的作用下，还会增加骨细胞的数量，从而增加骨密度。

○可以根据年长者的情况在平卧时，使头略高于脚，然后逐步摇床，从15度、30度、45度直到90度，直到年长者能够耐受为度。

○在床上半坐位练习股四头肌及屈髋、膝关节活动，幅度逐渐增大。

○对于不配合运动的年长者，帮助年长者开始做小腿、大腿肌肉压力递减的挤压运动，每日3次，每次15分钟。

◎饮食配合

○均衡饮食，如原发疾病无特殊饮食限制，尽可能不要让年长者偏食。

○选择富含钙质的食物，如乳制品、大豆制品、海产品和钙强化食品。

○补充维生素D，有利于钙质吸收。

○控制盐的摄入量能够减少钙流失，少吃或不吃咸菜、腊味和罐头食品。

○使用钙补充剂，如碳酸钙、乳酸钙、葡萄糖酸钙、枸橼酸钙、氨基酸螯合钙等。

10 突发状况处理

当病人因疾病原因出现危及生命的紧急情况时，我们要学会正确判断病人当前的情况，这样才能对接下来的救助行为做出正确的指导。

1. 对病人进行初步的病情判断

当病人突然倒地、双目紧闭、面色异常（苍白或涨红）时，照护者应当迅速判断病情轻重，初步判断其是否有生命危险，是否需要立即呼叫救护车，并且在救护车到来之前采取可行的措施，争取时间，挽救生命。

◎ **呼救之后还应注意以下状况，以便在救护车到来前采取对策：**

① 面色有无变化。
② 喉咙内有无血块或异物堵塞。
③ 手腕部和颈部动脉处可否摸到脉搏，脉搏速率多少，是否均匀、规律。也可以测量血压，顺便测脉搏。
④ 手脚有无感觉，可否主动运动。
⑤ 刺激手脚有无反应。
⑥ 嘴唇颜色有无变化。
⑦ 心脏有无跳动，耳朵贴近患者胸部可否听到心脏跳动的心音，胸部是否上下起伏运动。
⑧ 有无出血，出血部位。
⑨ 肢体有无肿胀、触痛。
⑩ 有无呕吐，呕吐何物。

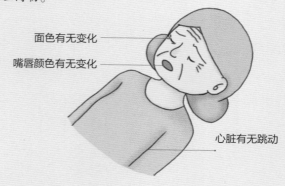

面色有无变化

嘴唇颜色有无变化

心脏有无跳动

2.紧急情况判断流程图

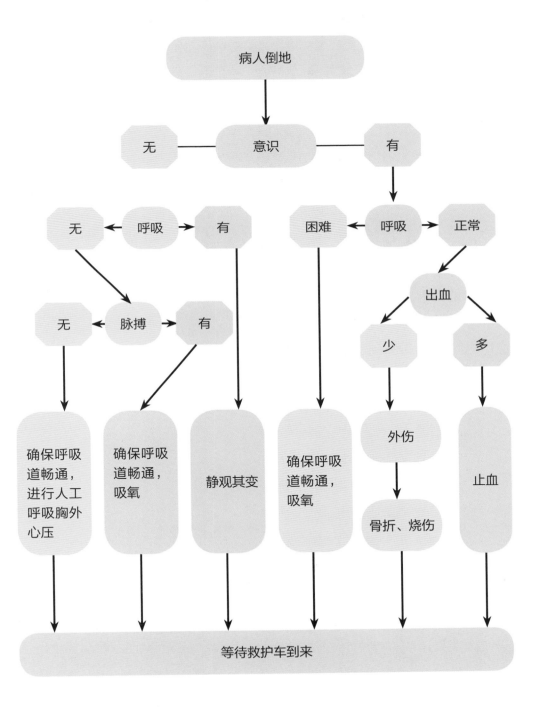

病人倒地

无 — 意识 — 有

无 ← 呼吸 → 有　　困难 ← 呼吸 → 正常

无 ← 脉搏 → 有　　　　　　　　出血

少　　　多

确保呼吸道畅通，进行人工呼吸胸外心压

确保呼吸道畅通，吸氧

静观其变

确保呼吸道畅通，吸氧

外伤

骨折、烧伤

止血

等待救护车到来

第 7 章

照护者自我健康维护

本章介绍了照护者在照顾年长者过程中所面临的问题，以及如何缓解出现的问题，让照护者拥有健康的身体和身心。

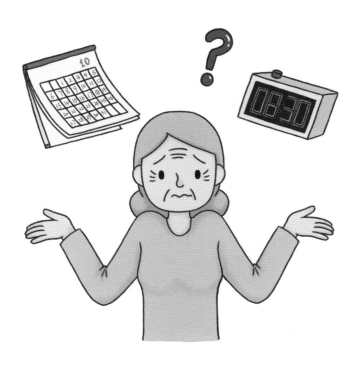

01 重新评估照护的现状

照护者在照顾年长者的同时，也需要关心一下自身的身体和身心的健康。

随着时间流逝，病患家人的病情和身体机能会发生各种变化，之前稳定的照顾劳作，要发生相应的改变。因此，每隔一段时间，你要对现在照护活动进行各方面的评估，及时制定应对方式。正确的评估和处理措施使你能够应对各种情况，缓解压力，达到预期目标。相反地，如果没有及时发现和处理负面的身心反应，忽略自己疲劳的身体和情绪，例如沮丧、抱怨等，将会增加自己的压力，甚至患上慢性疲劳综合征。

◎照护者的身体情况

你要时刻关注自己的身体状况，如是否持续几个月以上不易消除的疲劳、难以专注的情况，是否有头痛、肌肉或者关节疼痛、食欲不振、睡眠障碍的情况，并且能及时采取各种缓解的措施和办法。

◎照护者的心理健康

疲劳、沮丧、生气、悲伤、绝望、内疚和矛盾的心理，都是在照护年长者时的正常感受。这些感受似乎让人难以承受，而且几乎始终挥之不去。你肩上的负担可能会极其沉重，而自己又无法控制。假如发生这种情况，你可能需要寻找专业协助。让照护者说出产生压力的原因，根据原因进行分析，然后拟定计划，有针对性地进行心理疏导。

阅读下列的问题，然后你可以根据自己的回答判断自己是否需要寻求帮助：

○我会由于自己的表现不如预期，而感到极为悲伤或沮丧吗？

○夜里我常因担忧而辗转难眠吗？

○大部分时间我觉得自己已被压垮？

○在面对问题时，我觉得孤立无援？

虽然忧郁和沮丧是照护者经常有的感受，不过如果上述任何问题你的答案都是肯定的，表示你需要他人协助，以便于控制自己的情绪。

02 如何避免承受过度的压力

高龄化社会里长者照护长者的家庭有增无减，如果不注意，在护理的重大压力下，照护者与年长者可能都会被压垮。

◎ 不要勉强自己

能够长时间护理年长者的秘诀是不要勉强为之。照护是一件不轻松的事情，何时终了都未可知。假如是短期的事，尚可忍耐。若成为持久战，处理不好，照护者的身心平衡也有可能崩溃，尤其是"长者照护长者"更难坚持。尽管维护年长者的生活节奏很重要，但是不能够因此牺牲照护者的全部生活，因为如此难以长久下去。

◎ 协调生活节奏

照护是持久战，不要为小事烦恼。护着年长者只是自己生活的一部分，而不是生活的全部。协调好自己的生活节奏，才能够过安稳日子。

◎ 结交伙伴

这些伙伴既可是医生、护士，也可是社区服务的负责人。关于年长者的事，有可信赖的人商量，绝对是有必要的。记住，照护不是你一个人的事情，绝对不要孤军作战。

◎ 寻求帮助

有事可请家庭其他成员、志愿者、专业照护机构人员短期代劳照护，自己则与家人、朋友结伴出行，或进行一些转换心情、气氛的活动。

◎ 量力而行

这是照护工作中最重要的原则。身体觉得舒适就做，不舒适就需要适当休整。每一个动作都应该是缓慢并且步骤分明的，切不可剧烈、匆忙。在照护时，集中注意力，对一些难度大的工作，如果无法做到，就要寻求帮助。过分强调责任感，反而会给自己造成不必要的负担。

◎ 加入专属社交圈

专属社交圈可倾诉照护者的苦和乐，可交流经验，也能够释放和缓解心理压力。如建立微信平台、照护者联谊会等等形式，让大家针对共性问题畅所欲言，相互倾诉、相互鼓励，以缓解照护者的心理压力。定期组织联谊会，倾听照护者的"诉说"，肯定他们的工作，以及释放压力。

◎ 咨询专家

平日健康的人有时也会心情压抑，更何况照护者。但是出现前面问题判断中只要出现任何一项，就预示你处于心理极限状态，应该尽快去找医生疏导咨询。适当的心理治疗可以阻止不良倾向的持续与发展，改善心境，重拾信心、斗志，改善照护者自己的生活状态。

03 压力的预防与缓解

长期繁重的照护工作，造成身体上的疲惫；眼看着家人逐渐衰弱，更会在心理上造成焦虑和痛苦。如何预防和缓解压力，对于长久的可持续的照护工作极其重要。

◎接受压力的存在

年长者是家人，也是被照顾的对象。他们身体能力大不如前，以后只会越来越差，生活难以自理，需要依赖你的照护生活。既然决定要长期照顾他们，你就要做好面对困难和压力的准备，不要心存侥幸。直面困难和劳作，让自己身体逐渐适应，努力改善被照顾者的生活，也努力改善照护工作的强度。有了这些心理预期，在后面的照护工作中，就能以平和的心态面对照顾工作中体能和心理方面的压力。

◎用积极的心态面对照护工作

完美主义的思考方式，牺牲自己的生活献身照护，会增加心理负担。应该明白生活的中心不是照护，而是自己的生活；照护只是你生活的一部分，不是全部。

重要的是不要在精神方面被压垮，不要被未来漫长的照护工作吓垮。当自己感到不开心、烦躁时，需要找朋友或者可商量的人交流，适当休息，找人替换自己，来一次短期旅行，放松自己，缓解压力。

◎适当休息和放松

照顾家人既是责任，也是表现爱的行为。长期照顾患者导致照护者出现抑郁、慢性疲劳，和社交孤立。可以适时地请教专业人士，学习照护的专业技巧，教会自己照护伤病者的正确方法。

再者，照护者也要知道，自己的健康状况与被照顾者同等重要，适当休息不是不负责任的表现，而是为了接下来更好地护理。适当休息，找人替换自己，来一次短期旅行，缓解压力。此外，不要追求完美，自我保护更为重要。

04 如何缓解疲劳

缓解照护工作中的生理和心理疲劳，有很多种方法。积极寻求解决方法并定时缓解疲劳，对于担任照护工作的人帮助很大。

◎ 多使用照护辅助工具

适当使用照护辅助工具，可减轻大量的工作负担。比如一张自动升降护理床，能使被照顾者很轻松的坐起来，接着进食、活动、转移，都能节省大量的体力和时间；使用成人尿片，则能省去大量清洗衣物、床单的工作。选择和使用何种辅助工具，要求照护者不断地学习、交流，搜集相关信息，根据被照护者的具体情况，择优使用。

◎ 缓解疲劳的几种方法

高强度的照护工作，很容易产生体力疲劳，要缓解这种疲劳，首先要保持充足的睡眠。其次，进行热水浴或者热水足浴以及适宜的按摩，也是很有效的方法。另外，加强饮食调理，适当食用富含钙、钾及B族维生素的食物，补充水分。

照护者长期负性精神刺激，会产生消极抑郁的心理疲劳，主要表现为精神焦虑、情绪抑郁、意志消沉等。最主要的缓解方式是及时排解不良情绪，多找朋友聊聊天，多激励自己，在工作中找乐趣，不要给自己定无法完成的任务。平时多参加娱乐活动和体育健身，身体充满活力可使精神面貌焕然一新。多食含钙、磷、维生素C及氨基酸的食物。

★ Tips ★

· 假如有肩部酸胀痛（肩周炎）或肩颈综合征，按摩颈部到肩胛骨周围的肌肉可缓解症状。

· 一个部位的按摩在20分钟以内，手法力度不痛为适宜。时间过长、力度过大均会使疼痛加重。

05 养成不易疲劳的体质

长期照护要在较长的时期内，持续为身体功能性损伤的人提供照顾和护理，为失能、半失能的人群提供生活照料、康复护理、精神慰藉、社会交往等综合性的关照。这种长期性的工作，需要你在生理和心理两方面，都做好充足的准备，因而做好自己的健康管理，尤为重要。

◎养成良好的生活习惯

体能是指满足生活需要和有足够的能量完成各种活动任务的能力，保持良好的体能可以使人的身体更健康、精力更旺盛、生活更美好。而科学健康的生活习惯能让人的体能永远保持充沛，包括保证优质睡眠、按时三餐、做好自身的清洁，注意保护牙齿等。

◎按时进行体能锻炼

每周进行体能锻炼，有助于照护者保持健康、充沛的体能，对繁重的照护工作也能轻松应对。体能锻炼主要以有氧运动和无氧运动相结合的方式，跑步、游泳、快走、骑自行车、登山等都是很好的体能锻炼运动。

◎定期做心理评估

定期进行心理评估，能及时发现照护者的心理问题，缓解照护劳动中焦虑和抑郁情绪，对长期照护工作尤其重要和必要。

◎要积极地定期接受健康检查

定期体检有助于我们及早发现潜在的健康问题，及时治疗，避免导致永久性损伤或者重大疾病。所以，照护者应该定期对身体进行保养，以维持其正常运转，延长其使用寿命，以达到保持健康的目的。

◎针对工作要求，锻炼肌肉群

每日的照护工作，对照护者的身体素质会有一定的要求，比如腰、背、手臂的力量。如果照护者这些部位的肌肉比较弱，不但会在日常工作中感觉吃力，而且很容易扭伤或者拉伤肌腱。因此，可在锻炼全身的同时，有针对性地增强这些部位的肌肉训练。

◎均衡的营养饮食

人体所需的各种营养素，必须通过食物不断得到供应和补充。均衡的营养饮食，是保证照顾者健康的基础。

06 腰部保健方法

照护工作中腰痛的事有可能会经常发生，照护者要从点滴做起，锻炼肌肉，用来预防腰痛。

◎保护腰部的运动

保护腰部的运动以腰部的"伸展运动"和"转腰运动"为主，每日从少到多锻炼，还是会有效的。

泡完热水澡后做效果会更加好。每日不要求做全套，开始可少做一点，逐渐增加，坚持预防腰痛还是很有效的。

❶ 抱膝运动：双手抱膝，停10秒后复原。

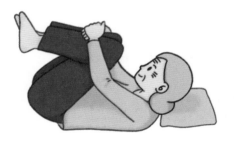

❷ 抬头运动：双手触摸膝盖的姿势，保持10秒钟后复原。

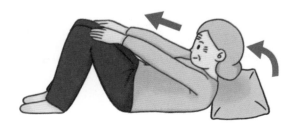

❸ 抬腰运动：双手抱在胸前，抬起腰部，保持10秒钟后复原。

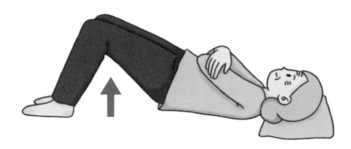

❹ 抬腰抬腿运动：双手抱在胸前，一腿屈膝，对侧腿伸直抬起，保持10秒钟，交换腿。

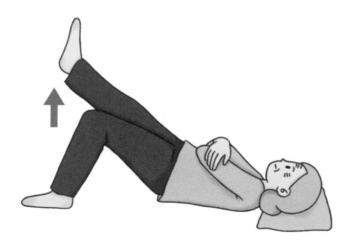

⑤ 转腰运动：身体伸直仰面平卧，一侧腿伸直高高抬起，向对侧方向落下。上身保持平卧转腰姿势，保持10秒钟，复原后换另外一侧腿。

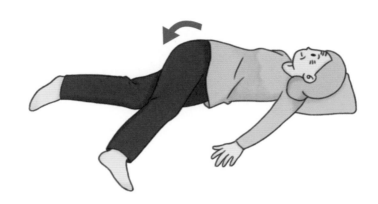

⑥ 大腿内侧拉伸运动：站立，一侧腿抬起放在椅上，双手放于膝盖，身体前倾10秒钟后，换另外一侧腿再做10秒钟。这项运动可以使大腿韧带变柔软，关节变灵活。

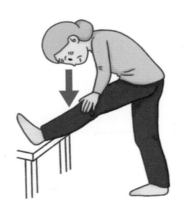

❶ 侧卧位：腰痛剧烈时，取侧卧位，腰部、膝关节稍微弯曲，会轻松一些。

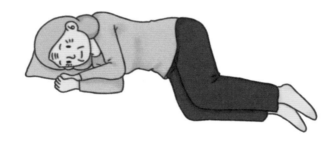

❷ 仰卧位：取仰卧位，膝下放置比较大的垫子可缓解腰痛。

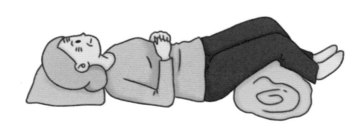